Abnehmen trotz PCO-Syndrom

Kristin Gerber

Inhalt

Einleitung

In meiner Jugend und im frühen Erwachsenenalter litt ich unter verschiedenen Beschwerden. Ich nahm einfach an, dass dies unglückliche, naturgegebene Umstände in meinem Leben waren. Ein unregelmäßiger Menstruationszyklus, zystische Akne, schmerzhafte Blähungen und Schwierigkeiten beim Abnehmen. Nach einigen Jahren des Leidens ging ich schließlich zum Arzt und bekam endlich die Diagnose des polyzystischen Ovarialsyndroms (PCOS) gestellt. Ich war schockiert, verängstigt und machte mir Sorgen um meine Zukunft. Ich war Anfang 20 und wie viele andere Frauen wusste ich nichts von der Krankheit.

Nachdem ich meine Diagnose erhalten hatte, war ich davon ausgegangen, dass ich für immer übergewichtig sein würde, von Akne geplagt und nie mehr schwanger werden könnte. Ich wusste nicht, dass sich die Symptome gut beherrschen lassen. In den ersten Tagen nach meiner Diagnose zog ich mich oft nur zurück und weinte. Es war sehr deprimierend zu erfahren, dass ich nie die schlanke Figur erreichen würde, nach der ich mich sehnte, und nie in der Lage sein würde, natürlich schwanger zu werden. Meine PCOS-Diagnose war nicht das Ende der Welt, aber manchmal fühlte es sich so an.

Die Symptome variieren von Frau zu Frau und reichen von übermäßigem Haarwuchs und männlicher Kahlheit bis hin zu Depressionen und Unfruchtbarkeit. PCOS selbst kann nie geheilt werden, aber die Symptome können kontrolliert werden. Die Diagnose kann bei vielen Frauen – so wie auch bei mir selbst – zu großer Unsicherheit und Angst führen.

Für mich war klar, dass ich Sport treiben müsse, aber ich wusste nicht, wie oft, wie lange oder welche Trainingsmethode die beste sein würde. Natürlich musste ich mich auch gesund ernähren, aber ich wusste nicht genau, wie diese Ernährung aussehen sollte.

Nach eigenen Recherchen erfuhr ich, dass die eigentliche Ursache für mein PCOS die Insulinresistenz war. Nach all den Jahren unregelmäßiger Zyklen, schmerzhafter zystischer Akne und hartnäckigem Bauchfett gelang es mir, meine Symptome durch die richtige Ernährung und Sport zu kontrollieren. All die Schmerzen und Enttäuschungen, die mich in den letzten Jahren begleitet hatten, waren letztlich nachvollziehbar.

Im Laufe meiner langjährigen Erfahrung und Recherche zu PCOS habe ich festgestellt, dass PCOS beherrschbar ist. Um dies zu erreichen, muss die Insulinresistenz zunächst durch eine Ernährungsumstellung und eine veränderte Lebensweise überwunden werden. Das Ernährungskonzept zur Verbesserung der Insulinempfindlichkeit kann sich positiv auf die Hormonproduktion aller Frauen auswirken. In den vergangenen Jahren habe ich einen natürlichen Lebensweg eingeschlagen und sämtliche Medikamente abgesetzt. Ich empfehle das nicht, ohne vorher mit dem Arzt zu sprechen.

Während dieser Zeit begann ich mit diversen Diätplänen und ganzheitlichen Behandlungsmethoden wie Yoga, Meditation und Achtsamkeit. Ich ernähre mich gesünder und trainiere regelmäßig. So habe im Laufe der Zeit 17 kg abgenommen, habe wieder einen normalen Menstruationszyklus und fühle mich insgesamt gesünder. Meine Akne und Blähungen sind fast vollständig verschwunden. Ich litt auch an Depressionen und habe festgestellt, dass sich meine Stimmung deutlich verbessert, wenn ich mich an eine Diät halte, die strikt auf die Behandlung der Insulinresistenz ausgerichtet ist. Während dieser Zeit bin ich zu dem Schluss gekommen, dass bestimmte Bedingungen erfüllt sein müssen, damit Frauen ihr PCOS auf natürliche Weise in den Griff bekommen können. Eine nährstoffreiche Ernährung ist unerlässlich, um die zugrunde liegenden hormonellen Störungen auszugleichen.

Die Ursache meines PCOS ist nicht unbedingt die Ursache deines PCOS. Aus diesem Grund ist es wichtig, Geduld zu haben und verschiedene Faktoren zu untersuchen, bis der Körper eine positive Reaktion zeigt.

Obwohl es sich um eine unheilbare Krankheit handelt, gibt es Möglichkeiten, PCOS erfolgreich einzudämmen und ein normales, gesundes Leben zu führen. Indem du Symptome frühzeitig identifizierst und sie selbst aktiv behandelst, reduzierst du dein Risiko für Diabetes, Herzerkrankungen, Unfruchtbarkeit und Fehlgeburten. Unabhängig davon, welche medizinischen Behandlungen dein Arzt zur Behandlung von PCOS und Insulinresistenz empfiehlt, profitieren alle Frauen von einer gesunden Ernährung und Sport. Jede betroffene Frau wird davon profitieren, Giftstoffe zu beseitigen, ihren Körper mit natürlichen Nahrungsmitteln zu versorgen, Stress zu minimieren und ein angemessenes Trainingsprogramm aufzustellen.

Im Laufe der Zeit habe ich meine Ernährung und mein Trainingsprogramm optimiert und den perfekten Lebensstil entwickelt, um meine Symptome natürlich zu behandeln. Heute fühle ich mich mehr denn je in Harmonie mit meinem Körper. Ich habe den Wert einer ganzheitlichen Ernährung, eines gezielten Trainingsprogramms und eines stressfreien Lebensstils schätzen gelernt.

Inzwischen zeige ich Frauen, wie sie ihren Körper von innen heraus heilen können und wie sie mit Insulinresistenz und Hormonstörungen umgehen können. Als Gesundheitscoach und Ernährungsberater habe ich mein neu erworbenes Wissen an viele Kundinnen weitergegeben. Es ist mir wichtig, Frauen aufzuklären, wie es trotz PCOS möglich ist, ein Leben voller Vitalität und Glück zu führen. Frauen mit PCOS fühlen sich oft einsam und unattraktiv. Denke daran, dass du nicht allein bist – du bist schön und dieses Buch wird dich inspirieren. Auch wenn PCOS keine heilbare Krankheit ist, können die Symptome so weit behandelt werden, dass sie kaum wahrnehmbar sind.

Dieses Buch zeigt, wie dies in der Praxis umgesetzt wird. Dies schließt einen Menüplan mit köstlichen Rezepten ein, die dir helfen, die Insulinresistenz durch eine ausgewogene Ernährung zu überwinden. Die Rezepte in diesem Buch sind gesund, einfach und schnell zuzubereiten. Sie richten sich vor allem an Frauen mit PCOS, die Gewicht verlieren, Entzündungen bekämpfen und die Fruchtbarkeit fördern wollen. Jedes Rezept in diesem Buch ermöglicht es dir, deine Insulinresistenz zu überwinden und dein PCOS mit einem natürlichen und gesunden Ansatz zu kontrollieren.

Des Weiteren ist ein Trainingsplan enthalten, um deine Insulinempfindlichkeit durch Muskelaufbautraining zu verbessern und eine gesunde Hormonfunktion wiederherzustellen. Ohne zu übertreiben und weiteren Stress auf den Körper auszuüben. Du wirst lernen, wie du einen gesunden Lebensstil entwickeln kannst, um mit dem Stress des Lebens fertig zu werden und das PCO-Syndrom für immer in Schach zu halten. Dieses Buch hat zum Ziel, deinen Körper schlank, gesund, vital, fruchtbar und beschwerdefrei zu machen.

Insulinresistenz beim PCO-Syndrom

Wie bereits erwähnt, weisen die meisten Frauen mit PCOS eine Insulinresistenz auf. Dieses Phänomen lässt sich auf einfache und natürliche Weise in den Griff bekommen. Die richtige Ernährung ermöglicht es, die Insulinresistenz in Schach zu halten. Die notwendige Ernährungsumstellung wird sich günstig auf die anderen Symptome des PCOS auswirken. Es ist daher wichtig zu verstehen, wie die Insulinresistenz zustande kommt, um sie in den normalen Zustand der Insulinsensitivität umzukehren.

PCOS und der Zustand der Insulinresistenz sind häufig anzutreffende Begleiterscheinungen. Obwohl es viele Informationen über PCOS und Insulinresistenz gibt, fehlt es an detailliertem Wissen darüber, wie diese beiden Zustände gleichzeitig behandelt werden können und welche zusätzlichen Herausforderungen sie mit sich bringen.

Auch wenn PCOS nur beherrscht und nicht geheilt werden kann, können die Symptome durch die Überwindung der Insulinresistenz mit einer gezielten Ernährung deutlich reduziert werden. Es lohnt sich zweifellos, die in diesem Buch beschriebenen Ernährungsempfehlungen zu befolgen. Bitte beachte, dass vor einer grundlegenden Änderung des Lebensstils und der Ernährung ein Arzt konsultiert werden sollte.

PCOS – männliche Hormone und Insulinresistenz

Bei PCOS handelt es sich prinzipiell um eine Funktionsstörung des weiblichen Fortpflanzungssystems. Früher dachte man, dass eine Frau mit PCOS übergewichtig sein und sichtbare Anzeichen für übermäßige Androgene (männliche Sexualhormone) wie etwa Haarwuchs zeigen würde. Inzwischen haben Experten erkannt, dass Frauen mit unterschiedlichen Körperformen und Symptomen diese Erkrankung haben können. Das Hauptproblem bei Menschen mit Übergewicht ist wahrscheinlich der Insulinstoffwechsel. Die Insulinresistenz kann aber auch bei Menschen auftreten, die nicht übergewichtig sind. Aus diesem Grund ist es auch für schlanke Frauen mit PCOS wichtig, sich an die Leitlinien für die richtige Ernährung und Lebensführung zu halten.

Frauen, die insulinresistent sind, haben in der Regel zu viele männliche Hormone im Körper, die als Androgene bezeichnet werden. PCOS ist gekennzeichnet durch mindestens zwei der folgenden Symptome, die in der Regel durch Ultraschall- und/oder hormonelle Bluttests nachgewiesen werden können:

- ✗ *Eierstockzysten*
- ✗ *fehlender oder unregelmäßiger Menstruationszyklus*
- ✗ *Fruchtbarkeitsstörungen*

> ✗ *Blutzuckerstörungen (wie die Insulinresistenz) und erhöhte Androgenspiegel (Testosteron, Dihydrotestosteron und Androstendion).*

Doch nicht jede Frau mit PCOS hat auch Eierstockzysten und umgekehrt hat nicht jede Frau mit Eierstockzysten PCOS. Es ist wichtig zu beachten, dass eine gesunde Frau normalerweise nicht mehr als ein Zehntel der Androgene produziert, die von einem Mann produziert werden. Von daher reagiert eine Frau empfindlicher auf ihre Auswirkungen.

Testosteron, Dihydrotestosteron und Androstendion sind die drei primären Androgene. In zu hoher Konzentration verursachen sie die typischen Symptome von PCOS:

> ✗ *Akne*
> ✗ *Haarausfall (Androgenetische Alopezie) und vermehrter Haarwuchs (Hirsutismus)*
> ✗ *Depressionen oder Stimmungsschwankungen*
> ✗ *Schlafstörungen*
> ✗ *Gewichtszunahme (insb. Zunahme an Bauchfett) und Schwierigkeiten, Gewicht (Fett) zu verlieren*

Mit der Zeit können erhöhte Androgenspiegel auch die Entwicklung der Insulinresistenz verursachen. Obwohl es schwierig ist, die genauen Ursachen von PCOS zu bestimmen, wird PCOS meist mit einer Insulinresistenz in Verbindung gebracht. Diese wird durch schlechte Ernährung, Übergewicht, Entzündungen, erhöhten Stress, genetische Faktoren oder eine Kombination dieser Faktoren verursacht und verschlimmert.[1]Die Mehrheit der Frauen mit PCOS sind insulinresistent.[2] Die meisten Menschen, die gegen Insulin resistent sind, haben oder neigen zu Übergewicht, weil diese beiden Zustände untrennbar miteinander zusammenhängen. Nicht jede Frau mit PCOS hat eine Insulinresistenz und umgekehrt, aber sie sind eng miteinander verbunden. In einer Studie wurde gezeigt, dass 95 % der übergewichtigen Frauen mit PCOS insulinresistent sind. Bei schlanken Frauen mit PCOS lag der Anteil bei immerhin 75 %.[3]

---

[1] *(Hardy OT 2012)*
[2] *(Traub 2011   )*
[3] *(Stepto NK 2013)*

In anderen Fällen ist die Entstehung von PCOS auch mit Zeiten von schwerem körperlichem oder psychischem Stress verbunden. Während viele Frauen von einer Gewichtsabnahme profitieren, können untergewichtige Frauen – die sich bereits in einem gestressten körperlichen Zustand befinden – sogar von einer Gewichtszunahme profitieren. Diese Gewichtszunahme sollte jedoch mit einer ausgewogenen Ernährung und körperlicher Fitness einhergehen, um Muskeln aufzubauen und den Stoffwechsel zu verbessern.

Insulin ist ein Hormon, das eine wichtige Beziehung zu Testosteron hat. Dieses kann die Symptome von PCOS verstärken, wenn es in höheren Konzentrationen vorliegt. Daher ist es wichtig, dass du lernst, deinen Insulinspiegel auf einem gesunden Niveau zu halten. Die Insulinresistenz hat einen direkten Einfluss auf das PCOS und umgekehrt. Hohe Insulinspiegel im Blut, die bei Menschen mit Insulinresistenz zu finden sind, erhöhen die Androgenproduktion noch weiter und können die zugrunde liegenden PCOS-Symptome verschlimmern. Umgekehrt reduzieren hohe Androgenspiegel im Blut die Empfindlichkeit von Insulinrezeptoren und reduzieren die Funktion der Glucosetransporter.[4] Sie stören die Verarbeitung oder Verwertung von Glucose in unseren Zellen, was zu einer erhöhten Insulinresistenz führt. Manche Frauen mögen sich vielleicht sogar richtig ernähren und regelmäßig Sport treiben, haben aber trotzdem Schwierigkeiten, Gewicht zu verlieren. Der Hauptgrund dafür ist die Insulinresistenz, die zum Glück kontrolliert werden kann. Die gute Nachricht ist, dass die Insulinresistenz ein reversibler Zustand ist. Durch eine gesunde Ernährung, regelmäßiges Training und Bewegung kann das Gewicht reduziert werden, was dazu führt, dass die Zellen besser auf das Insulin reagieren. So wird auch die Androgenproduktion reduziert, was wiederum die Fruchtbarkeit wiederherstellt, den Menstruationszyklus reguliert, die Gewichtsabnahme fördert und die Symptome beseitigt.

Erhöhte Androgenspiegel stören auch die natürliche Funktion der vier wichtigsten Hormone, die am weiblichen Menstruationszyklus beteiligt sind:

➢ Follikelstimulierendes Hormon (FSH)
➢ Luteinisierendes Hormon (LH)
➢ Östrogen
➢ Progesteron

In einem normalen Zyklus wird eine Eizelle gebildet und aus den Eierstöcken in die Eileiter abgegeben, wo sie von einem Spermium befruchtet und in die Gebärmutter transportiert wird, um sich zu einem Fötus zu entwickeln. Erfolgt keine Befruchtung, wird die Gebärmutterschleimhaut abgetragen

---

[4] *(Corbould 2008)*

(Menstruation). Der ganze Prozess ist sehr kompliziert und hängt davon ab, ob zahlreiche Hormone perfekt zusammenwirken. Es ist also leicht zu erahnen, wie schon eine kleine Störung das gesamte System aus dem Gleichgewicht bringen kann.

Bei einem PCOS läuft der beschriebene Zyklus nicht so störungsfrei ab. Die Eizelle entwickelt sich entweder nicht oder wird während des Eisprungs nicht freigesetzt, was hauptsächlich auf den Einfluss von Androgenen zurückzuführen ist. Wenn das hormonelle Gleichgewicht einer Frau nicht wiederhergestellt ist, können Androgene schwerwiegende Langzeitfolgen wie die Entwicklung von Insulinresistenz und Diabetes, hohem Cholesterinspiegel, Bluthochdruck, Herzkrankheiten, Unfruchtbarkeit, Depressionen, Schlafapnoe, Stoffwechselsyndrom, Eierstock- und Gebärmutterhalskrebs verursachen. Frauen mit PCOS, die erfolgreich schwanger werden, haben eine erhöhte Rate von Fehlgeburten, Schwangerschaftsdiabetes und Frühgeburten.

Stoffwechsel und Ernährung

Der Stoffwechsel umfasst alle biochemischen Prozesse, die im Körper ablaufen. Darunter fällt die Fähigkeit des Körpers, neue Zellen zu bilden und die Temperatur, die Lungenfunktion und den Blutkreislauf des Körpers zu regulieren. Moleküle aus der Nahrung werden in Energie umgewandelt, die der Organismus nutzt oder speichert. Der Grundumsatz (basale Stoffwechselrate) ist die Menge an Kalorien, die der Körper im Ruhezustand täglich verbraucht. Bestimmende Faktoren für deinen Stoffwechsel sind Alter, Geschlecht, Gewicht, Genetik, körperliche Aktivität und Hormonfunktion. Menschen mit einem unausgeglichenen Hormonspiegel, wie z. B. Frauen mit PCOS, haben häufig einen relativ niedrigen Grundumsatz.[5]

Verschiedene Arten von Lebensmitteln beeinflussen die Funktion und Effizienz des Stoffwechsels. Verdauungsenzyme zerlegen die Makronährstoffe – Proteine, Kohlenhydrate, Fette –, die wir in nutzbare Energiequellen umwandeln. Wenn wir zu viel essen, wird überschüssige Energie in Form von Fett gespeichert. Zu wenig zu essen ist aber auch deshalb problematisch, weil es den Stoffwechsel verlangsamt, indem der Körper in den Energiesparmodus umschaltet.

Bestimmte Arten von Lebensmitteln, wie raffinierte, verarbeitete Lebensmittel oder Junk Food, benötigen weniger Energie, um sie zu verdauen, im Vergleich zu frischen, naturbelassenen Lebensmitteln. Verarbeitete Lebensmittel und Junk Food verlangsamen nachweislich den Stoffwechsel und erhöhen

---

[5] *(Laganà AS 2016)*

das Risiko einer Insulinresistenz.[6]

Der Verzehr von 100 Kalorien Pommes frites hat eine andere Wirkung auf den Stoffwechsel als der Verzehr von 100 Kalorien braunem Reis. Das Getreide enthält Proteine, Ballaststoffe und Vitamine und benötigt mehr Energie für die Verdauung als die ungesunden Fette und raffinierten Kohlenhydrate in den gesalzenen Pommes frites. Brauner Reis ist sättigender, wodurch der Heißhunger unterdrückt wird. So kann sich z. B. brauner Reis oder Quinoa positiv auf die für die Gewichtskontrolle verantwortlichen Hormone auswirken.[7]

Kohlenhydrate, Proteine, Fette und Mikronährstoffe wirken sich direkt auf unseren Stoffwechsel und unsere Insulinreaktion aus. Sie dienen als Energiequelle, für den Zellstoffwechsel, die Immunfunktion oder die Zellerneuerung.

Kohlenhydrate

Es gibt drei verschiedene Arten von Kohlenhydraten: Stärke, Zucker und Ballaststoffe. Glucose wird aus diesen Kohlenhydraten gewonnen und ist der wichtigste Energielieferant für unseren Körper. Die bevorzugte Energiequelle des Körpers sind Kohlenhydrate, die während der Verdauung in Glucose umgewandelt werden. Insulinresistente Frauen sollten einfache, schnell verdauliche Kohlenhydrate wie in Schokolade, Kekse, süße Früchte oder Trockenobst, Limonaden und Weißmehlprodukte vermeiden, da sie einen sprunghaften Blutzuckeranstieg und -abfall verursachen. Stattdessen sollten sie sich für komplexe, langsam freisetzende Kohlenhydrate wie Bohnen, Haferflocken, Süßkartoffeln und Vollkornprodukte entscheiden. Kohlenhydrate sollten überwacht werden, da sie eine stärkere Wirkung auf das Insulin haben als andere Makronährstoffe. Allerdings darf der Konsum nicht zu stark eingeschränkt werden, da dies die Probleme bei der Wiedereinführung von Kohlenhydraten verschlimmern könnte. Auf diese Weise kannst du Kohlenhydrate genießen und gleichzeitig einen stabilen, gesunden Stoffwechsel aufrechterhalten, um deine Insulinresistenz in den Griff zu bekommen.

---

[6] *(Hrefna Palsdottir 2017)*
[7] *(Paddon-Jones D 2008)*

Proteine

Proteine sind in allen Zellen des Körpers zu finden und werden für den Aufbau und die Reparatur von Geweben benötigt. Proteine enthalten Aminosäuren, die den Zellen ihre Struktur geben und zum Transport und zur Speicherung von Nährstoffen dienen. Teilweise werden sie auch als Energiequelle genutzt. Proteine beschleunigen auch den Stoffwechsel. Die gesündesten Proteinarten sind mageres Fleisch und Geflügel, Fisch, Eier und Hülsenfrüchte.

Fette

Fette helfen, den Zellverband zu stabilisieren und die Zellstruktur zu verbessern. Sie schützen und isolieren wichtige Organe, regulieren die Körpertemperatur, reparieren das Körpergewebe helfen dem Körper bestimmte Vitamine aufzunehmen und liefern bei Bedarf Energie. Gesättigte Fette und Transfette, die in fetthaltigen tierischen Produkten oder verarbeiteten Lebensmitteln enthalten sind, sind zu vermeiden. Der Konsum von gesunden Fetten spielt jedoch eine wichtige Rolle, um eine optimale Gesundheit zu gewährleisten. Einfach und mehrfach ungesättigte Fettsäuren, wie sie in Avocados, Rindfleisch, Nüssen, Oliven, Samen und öligem Fisch vorkommen, sollten in moderaten Mengen verzehrt werden.

Mit einer Ernährung, die reich an natürlichen, gesunden Lebensmitteln ist, einschließlich langsam verdaulicher, komplexer Kohlenhydrate, kann unser Körper den Blutzuckerspiegel kontrollieren, auf die Bedürfnisse der Zellen reagieren und Insulin in genau der richtigen Menge freisetzen. Je gesünder deine Ernährung ist, desto gesünder wird dein Stoffwechsel sein.

Der Stoffwechsel wird durch regelmäßige körperliche Aktivität, aber auch durch ein effektives Training verbessert. Eine Trainingsform, die mageres Muskelgewebe aufbaut und somit den Stoffwechsel und die Fettverbrennung begünstigt. Um den Stoffwechsel anzukurbeln, empfiehlt es sich daher, regelmäßig zu trainieren, wobei der Schwerpunkt auf dem Widerstandstraining liegen sollte. Auf diese Weise kannst du das Verhältnis des Muskel- zu Körperfettanteils erhöhen. Darüber hinaus sind ein ausreichender Schlaf und die Minimierung von Stress von zentraler Bedeutung für einen gesunden Stoffwechsel.[8]

---

[8] *(Norman RJ 2004)*

Alle Frauen mit Übergewicht und PCOS sind aufgerufen, Gewicht zu verlieren. Schon ein geringer Gewichtsverlust kann den Insulin- und Androgenspiegel senken. Studien haben gezeigt, dass bei mehr als drei Viertel der übergewichtigen Frauen mit PCOS der Eisprung und die Fruchtbarkeit wiederhergestellt werden können.[9]

Auch wenn es wichtig ist, Gewicht zu verlieren, wenn du insulinresistent bist, solltest du deine Kalorien oder Kohlenhydrate nicht zu stark reduzieren. Dies würde deinen Stoffwechsel mit der Zeit verlangsamen. Um die grundlegenden Körperfunktionen aufrechtzuerhalten, ist es deshalb wichtig, dass du deinen Mindestbedarf nicht zu weit unterschreitest.

Neben den von Ärzten empfohlenen Behandlungen kann PCOS durch eine gesunde Ernährung und körperliche Aktivität kontrolliert werden. Im Mittelpunkt steht dabei die Umkehrung der Insulinresistenz in den Zustand der Insulinsensitivität. Anders als einige Medikamente haben diese natürlichen Behandlungen keine unerwünschten Nebenwirkungen. Sie werden dir nur helfen, abzunehmen, besser auszusehen und dich besser zu fühlen.

Indem du Giftstoffe beseitigst, die die normale Hormonproduktion stören und den Konsum von natürlichen Nahrungsmitteln erhöhst, wirst du deinen Blutzuckerspiegel stabilisieren, indem der Körper eine angemessene Menge an Insulin freisetzt. Dadurch werden deine PCOS-Symptome gelindert und die Fruchtbarkeit gefördert. Wenn du lernst, wie du mit deinem PCOS umzugehen hast, wirst du auch das Risiko von Fehlgeburten, gestörte Glucosetoleranz oder Typ-2-Diabetes und Herzerkrankungen reduzieren.

Eine Ernährung, die reich an natürlichen, nährstoffreichen Nahrungsmitteln ist, darunter magere Proteine, frisches Obst und Gemüse, gesunde Fette und langsam verdauliche, komplexe Kohlenhydrate, ist die beste Prävention gegen diese Risiken. Die Ernährungsumstellung wird auch die Gewichtsabnahme auf natürlichem Wege begünstigen.

---

[9] *(Guide 2009)*

Stoffwechsel und Insulin

Insulin ist das wichtigste Hormon für die Regulation des Stoffwechsels. Während der Mahlzeiten und in regelmäßigen Abständen über den Tag verteilt gibt die Bauchspeicheldrüse Insulin ab, um den Blutzuckerspiegel zu regulieren. Dieses Hormon ermöglicht es den Muskel-, Fett- und Leberzellen, Nährstoffe aufzunehmen und so den Blutzuckerspiegel zu senken. Die Zellen nutzen die Nährstoffe entweder sofort zur Energiegewinnung oder speichern sie für eine spätere Verwertung. Insulin ist für die Verwertung von verdauter Nahrung zur Energiegewinnung verantwortlich. So wird jeder für die Erhaltung des Lebens notwendige Prozess vorangetrieben. Bei gesunden Menschen funktionieren die Stoffwechselprozesse so, dass die Glucose- und Insulinwerte im Normbereich bleiben.

Die Insulinresistenz ist ein Zustand, in dem Körperzellen nicht mehr richtig auf Insulin reagieren und keine Glucose aus dem Blutkreislauf aufnehmen können. Das bedeutet, dass der Körper die Nahrung nicht in Energie umwandeln kann. Dies kann dazu führen, dass der Körper nicht mehr genügend Insulin produziert, um den Bedarf zu decken und die Zellen resistent gegen Insulin werden.

Obwohl Insulin im Blutkreislauf vorhanden ist, reicht es nicht aus, die Zellen zur Aufnahme von Nährstoffen anzuregen. Der Körper beginnt, mehr und mehr Insulin zu verlangen, um Glucose in die Zellen zu befördern. Die Bauchspeicheldrüse produziert daher immer mehr Insulin, aber irgendwann werden die Bauchspeicheldrüsenzellen nicht mehr Schritt halten können. Überschüssige Glucose sammelt sich im Blutkreislauf an und selbst wenn sie schließlich von den Zellen aufgenommen wird, bleibt überschüssiges Insulin im Blutkreislauf zurück, was die Bauchspeicheldrüse verwirrt. Zusätzliche Glucose bleibt ungenutzt und wird in der Folge in Form von Fett gespeichert. Dadurch nimmt das Körpergewicht mit der Zeit zu. Letztendlich führt diese zunehmend verringerte Insulinwirkung zu Prädiabetes, Diabetes und einer Reihe anderer schwerwiegender Gesundheitsprobleme.

Die Hauptursachen für Insulinresistenz sind Übergewicht, Bewegungsmangel, ethnische Zugehörigkeit, hormonelle Störungen, Steroidkonsum, Schlafstörungen und Rauchen. Überschüssiges Bauchfett produziert Hormone, die die normalen Körperfunktionen stören und zu chronischen Entzündungen beitragen können. Gemeinsam verstärken sie die Insulinresistenz. In einem Teufelskreis verlangsamt die Insulinresistenz den Stoffwechsel und erschwert es dem Körper immer mehr, verarbeitete Lebensmittel zu zersetzen und aufzunehmen.

Körperliche Aktivität regt die Muskelzellen im Körper an, ihre gespeicherte Glucose zu verbrennen, um Energie zu erzeugen und ihre Speicher mit Glucose aus dem Blutkreislauf wieder aufzufüllen.[10] Dadurch wird der Blutzuckerspiegel unter Kontrolle gehalten. Deshalb ist es für PCOS-Patienten so wichtig, ein geeignetes Trainings- und Bewegungsprogramm zu entwickeln.

So wie die Insulinresistenz auf Übergewicht und Bewegungsmangel zurückzuführen ist, kann sie auch durch eine kalorienarme Crash-Diät und zu viel Sport entstehen. Diese verursachen Stress im Körper, unterbrechen die normale Hormonproduktion und können bei jungen Frauen PCOS auslösen.

Die Insulinresistenz lässt sich umkehren und kontrollieren, indem verarbeitete Kohlenhydrate mit einem hohen glykämischen Index wie Rohzucker und Weißmehlprodukte vermieden werden. Diese Nahrungsmittel bewirken einen schnellen Anstieg des Blutzuckerspiegels, so dass als Reaktion größere Mengen an Insulin freigesetzt werden. Durch die Wahl von Nahrungsmitteln mit einem niedrigeren glykämischen Index, wie Vollkornbrot, brauner Reis und stärkefreies Gemüse, kann die Wirkung von Insulin verbessert werden.

Das Medikament Metformin wird oft zur Behandlung von Typ-2-Diabetes und Insulinresistenz verschrieben, aber eine Studie hat gezeigt, dass die Vorteile des Medikaments im Vergleich zu einer gesunden Ernährung und regelmäßigem Training nicht so signifikant waren.[11] Zwar kann es durchaus sinnvoll sein, sich auf Ärzte und ihre Rezepte zu verlassen, aber wir dürfen niemals die angeborene Fähigkeit unseres Körpers zur Selbstheilung aufgeben.

---

[10] *(HM 2013)*
[11] *(Bloomgarden 2009)*

Ernährung bei PCOS

Nahrungsmittel können eine medizinische Wirkung entfalten. Eine Ernährung mit gesunden, natürlichen Lebensmitteln ist der wichtigste Schritt, um dein PCOS auf natürliche Weise zu behandeln.

Wer sich nach der typischen westlichen Standardkost ernährt hat, die typischerweise auf entzündliche und giftige Lebensmittel ausgerichtet ist, wird zu Beginn einer gesünderen Ernährung eine gewisse Krise durchmachen, die zu einigen unangenehmen Begleiterscheinungen führen kann. Die gute Nachricht ist, dass diese Symptome nur wenige Tage oder höchstens wenige Wochen anhalten, bevor die langfristigen Vorteile dieser Ernährung zum Tragen kommen.

Kalorienreiche, verarbeitete Lebensmittel sorgen für schnelle Energieschübe. Durch den Ausschluss dieser Lebensmittel kann es sein, dass du dich anfangs träge und lethargisch fühlst. Andere hingegen erleben möglicherweise eine gesteigerte Energie, sobald sie ihren Körper mit gesunden, nährstoffreichen Lebensmitteln versorgen. Frauen mit PCOS sind auch oft von Stimmungsschwankungen betroffen, die durch Blutzuckerspitzen und durch kohlenhydrat- und fettreiche Lebensmittel verursacht werden. Indem du diese Lebensmittel durch langsam freisetzende Lebensmittel ersetzt, fühlst du dich weniger reizbar und deine Konzentration wird sich spürbar verbessern. Alle werden früher oder später von einer gesteigerten Energie, besserer Stimmung und besserem Schlaf profitieren.

Darüber hinaus sind verarbeitete Lebensmittel süchtig machend. Wenn diese Lebensmittel also zum ersten Mal aus der Ernährung ausgeschlossen werden, ist es wahrscheinlich, dass du ein starkes Verlangen und Essgelüste oder auch Kopfschmerzen verspürst. Sobald die Giftstoffe vollständig aus dem Blutkreislauf verschwunden sind, lassen diese wieder nach. Irgendwann wird das Verlangen schwinden und du wirst dich nach gesundem, frischem Obst und Gemüse sehnen.

Nachdem die negativen kurzfristigen Auswirkungen behoben sind, richte deinen Fokus auf die positiven Aspekte der Ernährung. Bitte habe Geduld: Es kann ein halbes Jahr dauern, bis du eine deutliche Verbesserung deiner PCOS-Symptome feststellst. Dein Körper tut sein Bestes, um sich zu heilen, aber er kann den Heilungsprozess nicht beschleunigen. Sei also freundlich zu dir selbst und vergiss nicht, dass du dir selbst ein Geschenk machst mit einer gesunden Ernährung und einem gesunden Lebensstil.

Viele Frauen verlieren fast unmittelbar nach Beginn dieser Ernährung Gewicht, vor allem, wenn sie gleichzeitig dem Trainingsplan folgen. Die Kalorienzufuhr wird sich auf natürliche Weise verringern, genauso wie der Konsum von Lebensmitteln, die die Fettspeicherung bei insulinresistenten Menschen fördern.

Wie schnell die Gewichtsabnahme genau erfolgt, ist von Person zu Person unterschiedlich, aber sie sollte sich natürlich und unbeschwert anfühlen. Während sich deine Insulinempfindlichkeit weiter verbessert, wirst du weiter abnehmen. Wie bereits erwähnt, kann bereits eine leichte Gewichtsabnahme die PCOS-Symptome signifikant verbessern. Während sich deine Insulinempfindlichkeit verbessert und damit deine Androgenproduktion vermindert, wirst du weniger männlich-assoziierte PCOS-Symptome wie Akne, Haarwuchs und Haarausfall erfahren.

Und schließlich wird diese Ernährung deine Fortpflanzungsfähigkeit verbessern, da sie die Signalübertragung zwischen deiner Hypophyse und deinen Eierstöcken verbessert. Dies erhöht die Chancen auf einen natürlichen Eisprung und eine natürliche Empfängnis, bereitet die Gebärmutter besser auf die Implantation vor und reduziert das Risiko einer Fehlgeburt sowie einer Insulinresistenz, die zu Typ-2-Diabetes führen kann.[14]

Vor der Einnahme von Medikamenten sollten Frauen zunächst alle Aspekte berücksichtigen, die sie beeinflussen können, um ihre PCOS-Symptome zu lindern. Die Nahrung, die wir zu uns nehmen, sendet unserem Körper umgehend ein Signal, welche Hormone wann produziert werden sollen. Um die Insulinresistenz zu kontrollieren und die Androgenproduktion zu drosseln, bedarf es einer auf die Bedürfnisse abgestimmten Ernährung. Mit der Ernährungsumstellung lernt der Körper, dass er nicht mehr auf Medikamente angewiesen ist, um gesund zu sein.

PCOS ist ein Phänomen, das sich durch die Ernährung und die Lebensweise der modernen westlichen Gesellschaft herausgebildet hat. Es versteht sich somit von selbst, dass wir unseren Weg zurück zu einer natürlichen Ernährung finden müssen, um die Symptome von PCOS zu beseitigen. Diese umfassen naturbelassene, nährstoffreiche Nahrungsmittel wie mageres Fleisch, frisches Obst und Gemüse, Vollkorngetreide, Nüsse und Samen. Gleichzeitig sind Lebensmittel zu vermeiden, die unseren Vorfahren nicht kannten, wie verarbeitete und verpackte Snacks, Sojaprodukte und Maissirup mit hohem Fructosegehalt (HFCS). Diese sind mit Chemikalien gefüllt, die die natürliche Insulinreaktion des Körpers negativ beeinflussen und Hormonstörungen verursachen.

Eine gesunde Ernährung hilft, die Symptome zu kontrollieren. Durch die Einhaltung bestimmter Regeln solltest du in der Lage sein, auf natürliche Weise abzunehmen und die Insulinempfindlichkeit zu verbessern. Die Kalorienzufuhr sollte von selbst reduziert werden, da du alle kalorienreichen, verarbeiteten Lebensmittel ausschließt. Vergiss aber nicht, dass du deinen Mindestbedarf nicht zu weit unterschreiten darfst. Dies führt nur dazu, dass die Stresssituation in deinem ohnehin schon angespannten Körper weiter zunimmt. Bei einer Ernährungsumstellung zur Behandlung der Insulinresistenz bei PCOS sollten die folgenden Regeln eingehalten werden:

Kohlenhydraten mit einem niedrigen glykämischen Index (GI) und hohem Ballaststoffgehalt konsumieren

Dazu gehören u. a. brauner Reis, Buchweizen, Hülsenfrüchte, Hirse, stärkefreies Gemüse, Quinoa. Diese Nahrungsmittel werden langsam in den Blutkreislauf abgegeben und verbessern die Insulinempfindlichkeit. Der tägliche Bedarf an Kohlenhydraten sollte zwischen 35 und 45 % liegen. Übergewichtige Frauen sollten jedoch etwas weniger Kohlenhydrate zu sich nehmen. Um die Insulinempfindlichkeit zu verbessern, sollten alle Frauen mit PCOS jedoch täglich mindestens 100 Gramm Kohlenhydrate essen. Beachte, dass es sich überwiegend um ballaststoffreiche Kohlenhydrate handelt. Die tägliche Proteinzufuhr entspricht in etwa der von Kohlenhydraten (35 bis 45 %), während die Fettzufuhr zwischen 10 und 20 % liegen sollte. Obwohl es wichtig ist, Kalorien im Hinterkopf zu behalten, ist es nicht unbedingt ratsam, Kalorien zu zählen.

Vermeide raffinierte, verarbeitete Kohlenhydrate

Diese sind reich an Giftstoffen und Chemikalien. Dies gilt in gleicher Weise für Rohzucker und Weißmehl, Reis und Kartoffeln (aber nicht für Süßkartoffeln).

Achte bei jeder Mahlzeit auf ein ausgewogenes Verhältnis von mageren Proteinen, komplexen Kohlenhydraten und gesunden Fetten

Achte besonders darauf, dass du Kohlenhydrate nicht allein isst, wie z. B. ein Stück Obst als Snack, da es deinen Blutzuckerspiegel ansteigen lässt. Es empfiehlt sich daher, Kohlenhydrate mit Proteinen und Fetten zu kombinieren, um die Verdauung zu verlangsamen. Zum Beispiel ein Stück Obst mit Nussbutter oder Käse oder die Früchte zum Nachtisch.

Wenn möglich, solltest du Bio-Proteine zu dir nehmen

Mageres Bio-Fleisch von grasgefütterten Tieren, Bio-Geflügel und -Eier sind frei von übermäßigen Mengen an Östrogenen und Antibiotika, die die normale Hormonproduktion stören. Diese kommen typischerweise in konventionell gezüchteten tierischen Produkten vor.

Über den Tag verteilt häufige, kleine Mahlzeiten essen

Alle drei bis vier Stunden am Tag essen, um den Blutzuckerspiegel stabil zu halten und den plötzlichen, übermäßigen Bedarf an Insulin zu vermeiden, der durch den Verzehr größerer Mahlzeiten entsteht. Es ist aber darauf zu achten, dass du nicht ständig naschst, da es die normalen Signale und Funktionen von Insulin und anderen Hormonen stört.

Wasser und entkoffeinierte Kräutertees trinken

Koffein sollte vermieden werden, da es nachweislich die Insulinresistenz erhöht.[12] Limonaden und Säfte sind nährstoffarm und mit Zucker, Fructose und Glucose gefüllt, während Alkohol ein stark entzündliches Gift ist, das ebenfalls vermieden werden sollte. Wenn du keine Lust auf Mineralwasser

---

[12] *(Italo Biaggioni 2002)*

hast und nicht ständig schlichtes Wasser trinken möchtest, kannst du es mit Gurke, Ingwer, Zitrone, Limette, Minze oder Orange mischen. Auch wenn der Koffeinkonsum eingeschränkt werden sollte, kannst du Kräutertee nach Herzenslust trinken.

Künstliche Süßstoffe, Milchprodukte, Gluten, Sojaprodukte, Zucker und Transfette sind zu vermeiden

Künstliche Süßstoffe stimulieren die Freisetzung von Insulin und schädigen das Hormonsystem. Milchprodukte und Gluten können Entzündungen verstärken, die Darmgesundheit beeinträchtigen und eine Insulinresistenz verursachen.[13] Sowohl Milchprodukte als auch Soja sind stark mit Hormonen belastete Lebensmittel. Die Verwendung dieser beiden Produkte kann die natürliche Hormonproduktion beeinträchtigen. Zucker hat einen direkten Einfluss auf die Insulinproduktion, spielt aber auch eine wichtige Rolle bei Adipositas, die zur Entstehung einer Insulinresistenz führen kann. Transfette verursachen auch Entzündungen und Stoffwechselstörungen, was auch zu einer allmählichen Fettspeicherung und Insulinresistenz beiträgt.

Nahrungsergänzung

Zusammen mit einer ausgewogenen Ernährung können bestimmte Nahrungsergänzungsmittel die Insulinempfindlichkeit, die hormonelle Gesundheit und den natürlichen Eisprung positiv beeinflussen.

Dazu gehören Berberin mit 500 bis 1500 mg pro Tag und Alpha-Liponsäure (ALA) mit 200 bis 600 mg pro Tag. Berberin hat sich in Studien als wirksamer erwiesen als das Insulin-sensibilisierende Medikament Metformin, speziell bei Frauen mit PCOS.[14] Alpha-Liponsäure wirkt synergistisch mit Berberin, um der Leber und den Zellen zu helfen, die Auswirkungen von Insulin-bedingten Problemen zu kontrollieren.

Darüber hinaus können weitere Nahrungsergänzungsmittel in Betracht gezogen werden: Calcium, Magnesium, Chrom, Coenzym Q10, Lebertran, DIM (Diindolylmethan), Nachtkerzenöl, Gymnema, Jod, N-Acetylcystein, Selen, Taurin, Vitamine B6 und D sowie Zink.

---

[13] (Balance 2019)
[14] (Wei W 2012)

Mönchspfeffer (Vitex Agnus Castus), Apfelessig, Zimt, Bockshornklee, Leinsamen, Süßholzwurzel, Maca, Mariendistel, Sägepalme und Minztee eignen sich als natürliche und pflanzliche Heilmittel speziell für Frauen mit PCOS.[15]

Lebensmittel zum Genießen

- ✓ *Eiklar – 4-6*
- ✓ *Eier – 2-3*
- ✓ *Fisch (Kabeljau, Heilbutt, Hering, Lachs, Sardinen) – 100-200 g*
- ✓ *gesunde Öle / Fette (Kokosöl, natives Olivenöl extra, Leinsamenöl) – 1 EL Avocado – ½ Stk.*
- ✓ *Hülsenfrüchte (schwarze Bohnen, Kichererbsen, Linsen) – 100-200 g*
- ✓ *mageres Bio-Fleisch (Huhn, Pute, magere Teilstücke: Rind, Lamm) – 200-300 g*
- ✓ *Milchalternativen (Mandelmilch, Kokosmilch und Haselnussmilch) – 200 – 300 ml*
- ✓ *Natürliche Süßungsmittel: roher Honig, Stevia, Datteln, Ahornsirup, Melasse (½-1 Esslöffel)*
- ✓ *Nüsse, Kerne und Samen (Mandeln, Macadamia, Leinsamen, Kürbiskerne, Walnüsse) – 1-2 Handvoll*
- ✓ *Obst mit mittlerem glykämischen Index (Trauben, Kiwi) – ½ Tasse*
- ✓ *Obst mit niedrigem glykämischen Index (Apfel, Beeren, Kirschen, Pfirsiche, Birnen, Pflaumen, Rhabarber) – 1 Tasse*
- ✓ *stärkefreies Gemüse mit niedrigem glykämischen Index (Spargel, Brokkoli, Rosenkohl, Kohl, Grünkohl, Mangold, Okraschoten, Paprika, Spinat, Zucchini)*
- ✓ *stärkehaltiges Gemüse (Mais, Pastinaken, weiße Kartoffeln, Steckrüben und Rüben) – 1 Tasse*
- ✓ *Vollkorn (Amaranth, brauner Reis, Buchweizen, Hirse, Teff, Quinoa) – 100 -200 g (gekocht)*

---

[15] *(Info.com 2018)*

Lebensmittel zum Genießen

Bestimmte Lebensmittel können fast ohne Einschränkung genossen werden, da sie die natürliche Insulinreaktion des Körpers nicht beeinträchtigen. Dazu gehören:

Magere Proteinquellen

Sie finden sich u. a. in Fisch, Geflügel, magerem Fleisch, Eiklar (Eiern). Der Verzehr einer ausreichenden Menge an Proteinen ist besonders wichtig für Menschen mit einer Insulinresistenz.

Proteine haben einen relativ geringen Einfluss auf den Glucose- und Lipidstoffwechsel, während sie sich positiv auf den Erhalt von Muskel- und Knochenmasse auswirken, die bei Menschen mit Insulinresistenz oft reduziert ist.[16]

Nicht-stärkehaltiges Gemüse

Gemüse enthält wichtige Vitamine und Mineralien. Es ist kalorienarm, ballaststoffreich und damit ideal zur Kontrolle des Blutzuckerspiegels. Grünes Blattgemüse und farbintensives Gemüse sind die erste Wahl.

In moderaten Mengen zu genießen

Bestimmte Arten von Lebensmitteln können gelegentlich verzehrt werden. Wegen ihres Kaloriengehalts, ihrer Insulinreaktion oder anderer unerwünschter Wirkungen auf den Körper sollten sie nicht übermäßig oft konsumiert werden. Dazu gehören:

Kohlenhydrate mit niedrigem glykämischen Index und hohem Ballaststoffgehalt

Diese Kohlenhydrate, die in braunem Reis, Buchweizen, Hülsenfrüchten, Hirse und Quinoa enthalten sind, werden langsam in den Blutkreislauf abgegeben. Bei nicht übermäßigem Verzehr können sie zur Verbesserung der Insulinempfindlichkeit beitragen.

---

[16] (Keller 2011)

Süße, zuckerreiche Obstsorten

Frisches Obst enthält auch Ballaststoffe, Vitamine und Mineralien. Im Vergleich zu Gemüse enthält es jedoch mehr Zucker und Kalorien. Daher sollte es möglichst selten gegessen werden. Fruchtsäfte sollten vermieden werden, da sie durch das Entsaften von den meisten Nährstoffen und Ballaststoffen getrennt werden. Im Körper werden sie ähnlich wie Limonaden verarbeitet. Verzichte auf Fruchtsäfte und genieße ganze Obstsorten samt ihrer festen Bestandteile.

Stärkehaltiges Gemüse wie Kartoffeln, Mais und Erbsen

Die stärkehaltigen Gemüse sollten in Maßen genossen werden. Sie haben einen hohen Kohlenhydratgehalt und können die Bauchspeicheldrüse während der Verdauung belasten.

Gesunde Fette

Einfach und mehrfach ungesättigte Fettsäuren aus kaltgepressten, natürlichen Pflanzenölen sind ein wesentlicher Bestandteil der Ernährung. Sie schützen die inneren Organe, regulieren die Körpertemperatur und reparieren die Gewebe. Sie sind in Olivenöl, Kokosöl, Leinöl, öligem Fisch, Avocado, Nüssen und Samen enthalten. Gesunde Fette sind unerlässlich für die hormonelle Balance und Gewichtskontrolle. Eine ausreichende Versorgung unterstützt die weibliche Fruchtbarkeit und gesunde Entwicklung des Ungeborenen im Mutterleib. Fette liefern – mit 9 kcal pro g – viel Energie. Deshalb ist es wichtig, die Portionen entsprechend abzustimmen.

Natürliche Süßungsmittel

Künstliche Süßstoffe wie Aspartam und Sucralose sollten ganz vermieden werden. Diese Chemikalien stimulieren die Freisetzung von Insulin im Körper, wie z. B. Zucker. Natürliche Süßungsmittel wie Honig, Stevia, Datteln, Ahornsirup und Melasse können jedoch gelegentlich verwendet werden.

Zu vermeidende Lebensmittel

- ✗ *Alkohol*
- ✗ *alle Lebensmittel, die gehärtete Fette / Transfette enthalten (Margarine, Kuchen, Süßigkeiten, Chips, Kekse, Krapfen)*
- ✗ *alle Lebensmittel, die Maissirup mit hohem Fructosegehalt (HFCS) enthalten (Frühstücksflocken, Säfte, Ketchup, Salatdressings, Limonaden).*
- ✗ *alle Lebensmittel, die Weißzucker und/oder Weißmehl enthalten (Gebäck, Brote, Zerealien, Nudeln, Konditorwaren).*
- ✗ *die meisten Milchprodukte (Butter, Käse, Sahne, Pudding, Eis, Milch)*
- ✗ *Gluten (Gerste, Bulgur, Couscous, Roggen)*
- ✗ *künstliche Süßstoffe (Acesulfam, Aspartam, Saccharin, Sorbit)*
- ✗ *quecksilberhaltige Fische (Schwertfisch, Thunfisch, Torpedofisch)*
- ✗ *rotes Fleisch (außer mageres Bio-Weidefleisch) und Innereien*
- ✗ *Sojaprodukte: (Sojamilch, Fleischersatz aus Soja, Miso, Sojasauce, Tempeh, Tofu)*
- ✗ *verarbeitete Fruchtsäfte*
- ✗ *verarbeitete Öle (Raps, Mais, Erdnuss, Distel, Sonnenblumen)*

Lebensmittel, die eingeschränkt oder vermieden werden sollten

Verzichte auf künstliche, verarbeitete oder zuckerhaltige Lebensmittel. Eine gesunde Ernährung mit wenig Zucker, gesättigten Fettsäuren und Transfettsäuren senkt den Blutdruck. Dadurch wird auch das Risiko von Herzinfarkt,

Herzerkrankungen, Schlaganfall und anderen Zivilisationskrankheiten reduziert.[17] Die Vermeidung von stark entzündlichen Lebensmitteln wie Milchprodukten, Gluten und Soja stärkt auch das Immunsystem. Den folgenden Lebensmitteln sollte besondere Aufmerksamkeit geschenkt werden:

Raffinierte, verarbeitete Kohlenhydrate, einschließlich raffiniertem Zucker, Weißmehl und Reis

Diese Produkte enthalten einen hohen Gehalt an Giftstoffen und Chemikalien. Außerdem werden sie schnell verdaut und sorgen für einen schnellen Anstieg des Blutzuckerspiegels. Dies wiederum kann die Bauchspeicheldrüse belasten und die natürliche Insulinproduktion beeinträchtigen.

Maissirup mit hohem Fructosegehalt (HFCS) und Transfette

Sie fördern die Insulinresistenz und erhöhen das Risiko für die Entwicklung eines Typ-2-Diabetes. HFCS ist in Lebensmitteln wie Frühstücksflocken, Säften und Erfrischungsgetränken enthalten, während Transfette in Chips, Süßigkeiten, Kuchen und Margarine enthalten sind.

Milchprodukte und Gluten

Diese Lebensmittel können eine Insulinresistenz verursachen, aber auch Entzündungen auslösen oder verstärken, den natürlichen Testosteronhaushalt negativ beeinflussen und die Darmgesundheit beeinträchtigen.[13] Milchprodukte, Gluten und Zucker wirken sich negativ auf unser Verdauungssystem aus.[18] Sobald du diese Lebensmittel aus deiner Ernährung verbannt hast, wirst du weniger Blähungen, Verstopfung, Durchfall und einen regelmäßigeren Stuhlgang haben.

Soja

Soja ist ein Phytoöstrogen, das die natürlichen Östrogene im Körper nachahmt. Es kann die natürliche Östrogenproduktion negativ beeinflussen und den Eisprung verzögern.[19] Bei einem unausgeglichenen Hormonhaushalt, wie etwa bei Frauen mit PCOS, ist es ratsam, Soja zu vermeiden.

---

[17] (Association 2016)
[18] (Balance, Die FODMAP Diät 2018)
[19] (Support 2019)

Ergänzende Hinweise

Wenn dein Hauptziel darin besteht, Gewicht zu verlieren, ist es wichtig, dass du deinen Mindestbedarf nicht zu weit unterschreitest. Es ist aber dennoch notwendig, ein geringes Kaloriendefizit und eine sinnvolle Verteilung der Makronährstoffe (Kohlenhydrate, Proteine und Fett) zu erreichen sowie den Tagesbedarf an Mikronährstoffen zu decken, damit der Körper nicht unterversorgt ist. Darüber hinaus sind viele der Rezepte in diesem Buch darauf ausgelegt, Entzündungen zu bekämpfen. Die Vermeidung von entzündlichen Reaktionen spielt auch eine wichtige Rolle bei der Gewichtsabnahme. Um Entzündungen zu verhindern, ist es auch wichtig, bestimmte Lebensmittel auszuschließen (siehe „zu vermeidende Lebensmittel").

Die tägliche Kalorienzufuhr kann jedoch entsprechend den Zielen angepasst werden. Bei einem Kinderwunsch kann die Zufuhr um ca. 300 Kalorien erhöht werden. So wird sichergestellt, dass der Körper gut versorgt ist, um eine optimale Hormonproduktion und damit optimale Voraussetzungen für eine Schwangerschaft zu schaffen.

Mahlzeitenplan

Alle Rezepte sind schnell, bequem und einfach zu erstellen. Vielleicht hast du das Gefühl, dass du keine Zeit für eine gesunde Ernährung oder das Training hast. Einige Bestandteile können in großen Mengen vorbereitet werden. Viele können in 30 Minuten oder weniger zubereitet werden oder benötigen eine begrenzte Anzahl von Grundzutaten. Bei den meisten Rezepten bleiben Reste zurück. Sie enthalten Zutaten, die gesund, leicht zu finden und erschwinglich sind. Am wichtigsten ist, dass die Rezepte köstlich und so gestaltet sind, dass sie dich für deinen neuen, gesunden Lebensstil begeistern! Eine gesunde Ernährung kostet nicht viel. Du kannst sogar Geld sparen, indem du auf Essen zum Mitnehmen, Restaurantbesuche und Junk Food mit geringem Nährwert verzichtest. Der Übungsplan in diesem Buch erfordert keine spezielle Ausrüstung oder Mitgliedschaft im Fitnessstudio. Auf lange Sicht amortisiert sich die Investition in deine Gesundheit durch immer weniger Arztrechnungen.

Im Voraus Essen zuzubereiten, kann den Unterschied zwischen Erfolg und Misserfolg ausmachen. Halte dir ein bis zwei Stunden pro Woche frei, um eine große Menge an mageren Proteinen, komplexen Kohlenhydraten und frischem Gemüse zuzubereiten, so dass du unterwegs immer etwas zu essen hast.

Einkaufstipps zum Zeit- und Geldsparen

Die Zubereitung von Mahlzeiten aus ganzen, vollwertigen Zutaten erfordert mehr Zeit für die Planung und den Einkauf als das Aufwärmen von Fertiggerichten. Diese gesunde Ernährung kann sich auch als teurer erweisen, wenn der Einkaufswagen mit qualitativ hochwertigem Gemüse, Fleisch, Fisch und Geflügel beladen wird. Es ist wichtig, Lösungen zu finden, um Zeit und Geld zu sparen. Nachfolgend einige Tipps, um Kosten und Zeit beim Einkauf zu minimieren:

Einen Wochenplan und eine Einkaufsliste erstellen

Das Wichtigste an dieser Vorgehensweise ist, sich strikt an die Liste zu halten. Denke daran, wie viel Geld du für Spontankäufe ausgibst. Darüber hinaus werden abgelaufene Lebensmittel verschwendet, weil sie in keinem Rezept verwendet werden. Eine Liste vermeidet auch zusätzliche Fahrten in den Supermarkt, etwa wenn eine bestimmte Zutat aufgebraucht ist oder nicht gekauft wurde. Um Zeit und Geld zu sparen, kannst du die Portionen der Rezepte verdoppeln, so dass du die Reste für spätere Mahlzeiten wiederverwenden kannst. Das übriggebliebene Essen kannst du einfach in den Kühlschrank stellen und am nächsten Tag genießen.

Saisonal und auf einem Wochenmarkt einkaufen

Saisonale Lebensmittel schmecken in der Regel besser und sind auch gesünder. Ausflüge zum Bio-Wochenmarkt bereichern die Küche mit herrlichen Gaumenfreuden. Aufgrund der kurzen Transportwege und der Lagerung ist die Ware frischer und damit wesentlich nährstoffreicher.

Tiefkühlgemüse und -obst

Die Herstellung von Tiefkühlware wie TK-Gemüse und -Obst unterliegt strengen Qualitätskontrollen. Beim Einfrieren verlieren sie nur sehr wenige Nährstoffe. Tiefkühlprodukte sind viel billiger als Frischwaren und können in vielen Rezepten wie Smoothies, Aufläufen, Eintöpfen und Suppen verwendet werden, ohne dass sich Geschmack und Konsistenz unterscheiden.

Nachfolgend ein Beispiel für einen 2-Wochen-Plan

	Montag	Dienstag
Früh-stück	Birnen-Smoothie mit grünem Tee	Quinoa-Müsli mit Erdbeeren
Mittag	Kichererbsensalat	Gelbe Erbsensuppe
Abend	Paella + Meeresfrüchte	Mediterrane Hackbällchen + brauner Reis

	Mittwoch	Donnerstag
Früh-stück	Smoothie mit Karotten und Himbeeren	Frittata
Mittag	Ratatouille + Hackbällchen (Reste)	Grünkohlsuppe mit Brunnenkresse
Abend	Blumenkohl-Auflauf mit Hähnchen	Lachsgefüllte Avocados

	Freitag	Samstag
Früh-stück	Ingwer-Smoothie mit Heidelbeeren	Zitronen-Mandel-Pancakes
Mittag	Süßkartoffelsalat	Karotten-Kurkuma-Suppe
Abend	Kabeljaufilet mit getrockneten Tomaten	Nasi Goreng + Hähnchen

	Sonntag
Früh-stück	Gebackenes Ei mit Basilikum-Tomate
Mittag	Blumenkohl-Suppe mit weißen Bohnen
Abend	Fischcurry mit Grünkohl + brauner Reis

	Montag	Dienstag
Früh-stück	Mandel-Haferflocken Smoothie	Kokos-Müsli mit Pe-kannüssen
Mittag	Minestrone mit Hähnchen	Lachs-Rucola-Salat
Abend	Nasi Goreng + Hähnchen	Hähnchenkeulen mit Linsen und Spargel

	Mittwoch	Donnerstag
Früh-stück	Chia-Pfirsich-Smoothie	Nuss-Samen-Müsli mit Pfirsichen
Mittag	Blumenkohlsalat + Hähn-chen (Reste)	Kürbissuppe
Abend	Gebackener Lachs mit Ge-müse	Zucchini-Nudeln mit Pap-rikasauce

	Freitag	Samstag
Früh-stück	Grapefruit-Smoothie	Birnen-Muffins mit Ingwer
Mittag	Linsen-Dal + Blumenkohl-reis	Falafel
Abend	Forelle mit Paprika und To-mate	Gefüllte Paprika mit Rind-fleisch

	Sonntag
Früh-stück	Eierauflauf mit Süßkartoffeln
Mittag	Mediterrane Puten-Gemüse-Pfanne
Abend	Gemüse-Bohneneintopf

Snacks und Süßspeisen
Energie-Riegel
Haferflocken-Kugeln
Reispudding mit Haselnüssen
Süßkartoffel-Pudding
Würzige Kichererbsen
Zitronenpudding mit Heidelbeeren
Fenchel-Smoothie mit Limette
Gurken-Kiwi-Smoothie
Pfirsich-Grünkohl Smoothie
Handvoll verschiedener Nüsse
Selleriestange, 1 Karotte
½-1 Apfel / 1 Pfirsich / 2 Pflaumen

Achtsamkeit und intuitive Ernährung

Es ist unrealistisch zu erwarten, dass die Insulinresistenz innerhalb weniger Wochen nach Beginn des in diesem Buch beschriebenen Plans überwunden wird. Vielmehr sollte dein kurzfristiges Ziel sein, eine gesunde, neue Ernährung und ein aktives, stressfreies Leben zu etablieren mit dem langfristigen Ziel, die Insulinresistenz zu überwinden.

Der Mahlzeitenplan und die Rezepte werden dir zeigen, wie du dich gesund ernähren kannst, aber letztendlich sollte dein Ziel darin bestehen, dich von einem festen Mahlzeitenplan zu lösen. Stattdessen solltest du intuitiv essen. Dies bedeutet, eine gesunde Beziehung zu deiner Nahrung, deinem Geist und deinem Körper aufzubauen, indem du dich entscheidest, die richtigen Nahrungsmittel in den richtigen Mengen zu essen. Dadurch werden nicht nur die natürlichen Hunger- und Sättigungssignale des Körpers eingestellt, sondern es ist auch der beste Weg, um die Gesundheit zu fördern und die Hormone zu regulieren. Wenn du dich auf natürliche Weise ernährst, wirst du dich sowohl von innen als auch von außen wohlfühlen. Intuitives Essen bewegt uns weg von einer strengen Diät und der Vermeidung von Lebensmitteln. Es führt uns zu dem richtigen Bewusstsein für Nahrung. Es gibt uns Hinweise darauf, warum sich unser Körper nach bestimmten Lebensmitteln sehnt.

Vor einer intuitiven Ernährung ist es jedoch notwendig, die neuen, gesunden Essgewohnheiten zu festigen, indem du dich an den Menüplan oder an die Rezepte hältst.

Intuitives Essen

Nicht nach der Uhr oder einem Zeitplan einer anderen Person essen

Höre auf deine natürlichen Hungersignale, um festzustellen, wann es Zeit zum Essen ist. Lass dich nicht von trendigen oder restriktiven Diäten infizieren, da sie auf Dauer nicht funktionieren. Erinnere dich immer daran, dass wir mit der Fähigkeit geboren wurden, intuitiv zu essen. Unsere Ernährungsgewohnheiten werden jedoch durch die Ernährungsindustrie und strenge Vorschriften stark beeinflusst.

Achtsam essen

Iss langsam, konzentriere dich auf das Essen auf dem Tisch und lege das Essgeschirr zwischen jeden Bissen ab. Genieße das Essen, bis du dich angenehm satt fühlst. Sieh beim Essen nicht fern und surfe nicht im Internet.

Emotionales Essen vermeiden

Wende dich in Zeiten von Stress, Depressionen, Angst, Unruhe oder Langeweile nicht an das Essen. Je mehr unkontrollierter Stress in deinem Leben ist, desto wahrscheinlicher ist es, dass du dich zur emotionalen Entlastung dem Essen zuwendest. Auch wenn das Essen kurzzeitiges Wohlbefinden und Zufriedenheit verspricht, wird es das zugrunde liegende Problem nie lösen und kann dazu führen, dass du dich schlechter fühlst, zumal man meist zu ungesunden Lebensmitteln greift. Um zu beurteilen, ob du wirklich hungrig bist, trink ein Glas Wasser und warte 20 Minuten, ohne etwas zu essen. Achte nach dieser Zeit auf deine Bedürfnisse und deinen Hunger. Erinnere dich an den wahren Zweck des Essens und finde alternative Wege, um deine Stimmung zu verbessern oder zu entspannen. Wenn du aus emotionalen Gründen zum Essen verleitet wirst, denk daran, dass dies das Problem nicht löst, sondern nur vorübergehend entlastet.

Ständiges Verlangen nach Essen

Je länger du dich an die Grundsätze dieser Ernährung hältst, desto weniger Verlangen wirst du verspüren. Bereite dir eine Liste von Aktivitäten vor, die nichts mit Essen zu tun haben und dir Freude und Zufriedenheit schenken. Wenn ein Bedürfnis oder ein Verlangen entsteht, solltest du auf diese Aktivitäten zurückgreifen. Denke daran, dass ein flüchtiges Verlangen es nicht wert ist, all deine harte Arbeit zu opfern. Konsultiere einen Therapeuten, wenn deine Ernährungsprobleme auf ein gestörtes Essverhalten zurückzuführen sind.

Auf die Reaktion des Körpers auf bestimmte Lebensmittel achten

Zusätzlich zu den Empfehlungen für die Wahl der Lebensmittel empfiehlt es sich auch, ein Lebensmitteltagebuch zu führen, in dem festgehalten wird, wie du dich nach dem Essen körperlich und emotional fühlst. Mit der Zeit wirst du dich gesünder und lebendiger fühlen, nachdem du nahrhafte Vollwertkost gegessen hast. Dabei ist es ratsam, auf giftige Lebensmittel (Gluten, Milchprodukte, Soja und Zucker) zu verzichten, da sie den Stoffwechsel ungünstig beeinflussen. Dies kann dazu führen, dass du dich unwohl oder energielos und erschöpft fühlst.

Keine Lust auf gesundes Essen

Wir sind oft der Überzeugung, dass gesunde Lebensmittel im Vergleich zu Süßwaren und fettreichen Lebensmitteln geschmacklos und langweilig sind. Der Grund dafür ist, dass zuckerhaltige, fettige und salzige Lebensmittel unsere Geschmacksnerven mit der Zeit oft abstumpfen lassen. Das bedeutet letztlich, dass wir mehr brauchen, um das gleiche Maß an Zufriedenheit zu erreichen. Wenn du weniger von einem bestimmten Nahrungsmittel isst, dann brauchst du auch weniger davon, um dich zufrieden und erfüllt zu fühlen. Um deine Essgewohnheiten zu ändern, solltest du den Konsum von Junk Food sukzessive reduzieren. So kannst du das sinnliche Geschmackserlebnis beim Verzehr gesunder Nahrungsmittel fördern, indem du lernst, Gerüche und Texturen zu schätzen, Aromen zu genießen und das Vergnügen am Essen zu entdecken. Zusätzlich ist es auch möglich, die neu eingeführten Nahrungsmittel in Verbindung mit einigen deiner Lieblingsgerichte zuzubereiten.

So entwickelt dein Gehirn mit der Zeit positive Assoziationen zwischen beiden Geschmacksempfindungen. Nach ein paar Wochen wirst du feststellen, dass dein Gaumen empfindlicher geworden ist und der Geschmack von gesunden Nahrungsmitteln nicht mehr so langweilig oder unbefriedigend ist.

Gesunder Lebensstil

In dieser Phase ist es sehr wichtig, eine gesunde emotionale Beziehung zu deinem Körper aufzubauen. Es gibt verschiedene Auslöser für das PCOS einer Frau, so dass jede Frau ihre eigene Reise der Selbstfindung und Selbsterfahrung vor sich hat. Solange du die Leitlinien beachtest, wirst du Fortschritte sehen.

Während es wichtig ist, dafür zu sorgen, dass die Lebensmittel vor allem gesund und nahrhaft sind, spielt ein gesunder Lebensstil auch eine kritische Rolle bei der Überwindung der Insulinresistenz. Es ist ebenso wichtig, dass du gut erholt und glücklich bist, da Stimmungsschwankungen und Stress die Insulin-, Cortisol- und Androgenproduktion stark beeinflussen.[20] Umso mehr gilt es für Frauen, die diese Herausforderungen meistern wollen, optimale Voraussetzungen für die Befruchtung zu schaffen.

In diesem Zusammenhang sind weitere Faktoren zu berücksichtigen und zu optimieren, um den Weg zu einem gesunden und vitalen Leben zu erleichtern.

---

[20] *(Reetu 2011)*

Erholung und Schlaf

Mitunter kann PCOS bei Frauen mit einer Veranlagung durch schlechte Schlafgewohnheiten ausgelöst werden. Cortisol ist ein Hormon, das als Reaktion auf Stress freigesetzt wird. In normalen Konzentrationen reguliert es zusammen mit Insulin den Blutzuckerspiegel. Es hält auch den Stoffwechsel und den Blutdruck stabil und reduziert Entzündungen. Ein dauerhaft erhöhter Cortisolspiegel sendet jedoch gemischte Signale an die Hypophyse, die für die Hormonproduktion verantwortlich ist. Es kann auch zu einer Gewichtszunahme, hohem Blutdruck und Stimmungsschwankungen führen.[21]

Da die Hormonproduktion und der Heilungsprozess im Schlaf am größten sind, ist es wichtig, dass du jede Nacht zwischen 7 und 9 Stunden erholsamen Schlaf hast, um einen gesunden Stoffwechsel und eine gesunde Insulinreaktion aufrechtzuerhalten. Schlechte Schlafgewohnheiten können zu erhöhtem Appetit führen, was wiederum mit falschen Essgewohnheiten verbunden ist und somit zu einer erhöhten Fettspeicherung beiträgt.

Regeln der Schlafhygiene für einen erholsamen Schlaf

Zwischen 7 und 9 Stunden pro Nacht schlafen – in einem dunklen, stillen und kühlen Raum

Äußere Lichtquellen sollten mit schweren Vorhängen, Verdunkelungsrollos oder einer Schlafmaske abgeschirmt sein. Auch Außengeräusche sollten mit Ohrstöpseln unterdrückt werden. Halte dein Schlafzimmer kühl, aber nicht zu kalt – die ideale Temperatur liegt bei etwa 20° C. Kauf dir eine hochwertige Matratze und ein gutes Kissen.

Jeden Tag zur gleichen Zeit schlafen und aufwachen

Ein regelmäßiger Schlaf-Wach-Zyklus (zirkadianer Rhythmus) verbessert die Schlafqualität und unterstützt eine harmonische Hormonproduktion. Gönne dir ein tägliches Nickerchen von bis zu 30 Minuten.

---

[21] *(Knutson 2007)*

Maßnahmen zur Stressbewältigung

Um dich vom Stress des täglichen Lebens zu befreien, solltest du jeden Tag Zeit zum Entspannen finden. Eine gute Zeit dafür ist jeden Abend kurz vor dem Schlafengehen. Lesen, Musik hören, meditieren oder kostbare Zeit mit einem geliebten Menschen verbringen.

Alle elektronischen Geräte spätestens eine Stunde vor dem Schlafengehen ausschalten

Mobiltelefone, Tablets, Computer, Fernseher und andere elektronische Geräte geben helles Licht ab, das die Schlafsignale des Körpers stört und verhindert, dass du in einen wohligen Schlaf fällst. Wer abends am Computer arbeiten muss, sollte eine Software installieren, um das Licht zu dimmen.

Nicht fernsehen oder den Laptop ins Bett nehmen, da dies den Geist aktiv hält

Stattdessen solltest du all deine beunruhigenden Gedanken oder Sorgen schriftlich festhalten und dich am nächsten Morgen mit ihnen beschäftigen.

Koffein und andere Stimulanzien 8 Stunden vor dem Schlafengehen vermeiden

Trinke keinen Kaffee, koffeinhaltigen Tee, Kakao, Energydrinks oder andere Stimulanzien wie Nikotin und Alkohol vor dem Schlafengehen.

Regelmäßiges Training und Bewegung

Regelmäßiges Training und Bewegung. Körperliche Aktivität steigert die Energie während des Tages und erleichtert das Einschlafen in der Nacht. Vermeide es jedoch, drei Stunden vor dem Schlafengehen Sport zu treiben. Am Abend empfiehlt sich ein Spaziergang oder Stretching.

Etwa 1 bis 2 Stunden vor dem Schlafengehen einen kleinen, proteinreichen Snack essen

Du solltest nicht hungrig ins Bett gehen, aber auch nicht zu voll sein. Beides kann zu Unwohlsein und Schlafstörungen führen.

Tipps zum Entspannen – Freude, Erholung, Vergnügen und Wohlfühlen

Wenn Stress durch die unterschiedlichsten Umwelteinflüsse entsteht, nimmt die Produktion der meisten Hormone ab. Ausgenommen davon ist die Produktion von DHEA-S, das als Reaktion auf erhöhtes Cortisol steigt. DHEA-S wirkt wie ein Androgen und verschlimmert die Symptome von PCOS.

Stress kann vielfältige Ursachen haben: Arbeit, Beziehungen, finanzielle Probleme. Manchmal auch in Form von jahrelanger Unterernährung und Übertraining, die auch den Cortisolspiegel erhöhen, die Aktivität der Hypophyse beeinträchtigen, die Insulinproduktion anregen, Entzündungen verursachen und das Risiko für chronische Krankheiten erhöhen können.

Stress hat sowohl bei übergewichtigen als auch bei untergewichtigen Frauen mit PCOS einen starken Einfluss. In einigen Situationen erhöht Stress die Hormonproduktion, in anderen kann er die Hormonproduktion stoppen. Durch Stress werden Körperfunktionen wie Verdauung und Fortpflanzung heruntergefahren oder ausgeschaltet. Aus diesem Grund ist es wichtig, dass du deinen Stresspegel senkst und kontrollierst:

Alle Stressfaktoren reduzieren oder aus dem Weg räumen

Dazu gehören Unterernährung, Fasten, Übertraining, Rauchen und Schlafmangel.

Mindestens eine stresslösende Aktivität pro Tag vornehmen

Meditation, Yoga, Lesen, Entspannen im warmen Bad oder Zeit mit Familie und Freunden können einige Symptome von Depressionen, Ängsten und Stress lindern. Was man gerne tut und genießt, sollte nicht als Luxus verstanden werden, sondern als fester Bestandteil des täglichen Lebens. Auch Bewegung und Sport können bei der Stressbewältigung einen großen Beitrag leisten.

Achtsames Selbstmitgefühl üben

Selbstmitgefühl wirkt gegen Stress, Anspannung und Depressionen. Befreie dich von zerstörerischen Gedanken und Gefühlen. Sei achtsam, freundlich und wohlwollend mit dir selbst Drücke dein Mitgefühl für deine eigenen Fehler, Schwächen und Leiden aus. Behandle dich mit der gleichen Freundlichkeit, mit der du deine Lieben behandelst.

Anleitung zur Achtsamkeitsmeditation

Du kannst Apps für dein Smartphone / Tablet und Hörbücher von Amazon herunterladen oder Übungen auf YouTube anschauen, die dir eine Einführung in Achtsamkeitsmeditation, achtsames Mitgefühl oder Yoga geben.

Training und Bewegung

Jede Art von körperlicher Aktivität regt den Körper an, seine Energie überwiegend aus dem gespeicherten Körperfett zu beziehen. Dies fördert einen ausgeglichenen Hormonhaushalt und einen funktionierenden Stoffwechsel. Schon ein kurzes Training mittlerer Intensität kann die Insulinempfindlichkeit noch Tage nach dem Training verbessern.[22] Regelmäßiges Training hilft auch, Depressionen und Ängste zu lindern, die bei Frauen mit PCOS häufig auftreten. Vor allem aber hilft es übergewichtigen Frauen, Gewicht zu verlieren, was bekanntlich dazu beiträgt, die Insulinresistenz zu reduzieren und PCOS zu kontrollieren. Selbst wenn keine Gewichtsabnahme eintritt, kann die Insulinempfindlichkeit verbessert und viszerales Fett abgebaut werden.[23]

Bei übergewichtigen Frauen kann ein moderates Training die Fruchtbarkeit erhöhen. Zu viel Training, Überanstrengung und Überlastung können sich negativ auf die Fruchtbarkeit auswirken. Ein hoher Trainingsumfang und/oder Trainingsintensität kann dazu führen, dass die Menstruation ausbleibt (Amenorrhoe) und die Unfruchtbarkeit einsetzt.[24, 25] Ein moderates Training von 15 bis max. 60 Minuten pro Tag ist optimal, um das Risikopotenzial für Unfruchtbarkeit zu minimieren. Der Sweet Spot befindet sich bei einer Trainingszeit von ca. 30 Minuten an mindestens fünf Tagen in der Woche.

---

[22] *(Adams 2012)*
[23] *(Ida Almenning 2015)*
[24] *(Gudmundsdottir SL 2009)*
[25] *(Collins 2015)*

Trainingsplan

Der folgende Trainingsplan ist ideal für PCOS-Patienten, aber nicht zwingend vorgeschrieben. Wer sich mehr für eine klassische Yogastunde, eine tägliche Wanderung in der Natur oder einen Tauchgang im Pool begeistert, sollte sich für diese Art der Aktivität entscheiden. Finde eine Trainingsart, die dir Spaß macht und nicht als Qual oder Zwang empfunden wird. Vergiss aber nicht, mit dem Widerstandstraining anzufangen, da es sehr förderlich sein kann. Es baut stoffwechselaktives Muskelgewebe auf und erhöht die Insulinempfindlichkeit.

Der Trainingsplan ist ideal für Anfänger, da er keine Mitgliedschaft im Fitnessstudio oder teure Ausrüstung erfordert. Wenn du diese Übungen noch nie zuvor gemacht hast, solltest du behutsam vorgehen und sie erst einmal kennenlernen und erlernen. Es kann hilfreich sein, einen Freund oder Personal Trainer zu bitten, eine erste Einweisung zu geben. Er wird in der Lage sein, deine körperliche Leistungsfähigkeit zu beurteilen und deine Bewegungsabläufe zu optimieren. Videos und Erklärungen zu den folgenden Übungen findest du im Internet bzw. auf YouTube. Gerade zu Beginn ist es wichtig, dass du dich nicht überanstrengst. Beginne das Training langsam und steigere allmählich das Trainingsvolumen und die Trainingshäufigkeit. Außerdem könntest du kleine Aktivitäten in deinen Alltag integrieren. So könntest du z. B. den Timer auf deinem Smartphone so einstellen, dass du alle 1 bis 2 Stunden einen kurzen Spaziergang machst, 20-30 Jumping Jacks oder ein paar Treppen steigst.

Montag: 30-minütiges Krafttraining

Übung	Sätze	Wiederholungen
Kniebeuge	4	12
Liegestütze*	4	15
Ausfallschritte	4	12
Crunches auf dem Gymnastikball	4	15
Burpees**	4	10

* Wenn dir die klassischen Liegestütze zu anspruchsvoll sind, kannst du Knie- oder Wand-Liegestütze machen oder deine Hände auf einer erhöhten Fläche abstützen.

** Um die Belastung zu minimieren, sollte die Übung ohne Sprünge durchgeführt werden.

Dienstag: Entspannende Aktivitäten

Beispiele	Wellness
Hormon-Yoga	Massage
Qigong	Maniküre / Pediküre
Wanderung / Spaziergang	Kosmetikbehandlung
Achtsamkeitsmeditation	Heiße Bäder

Mittwoch: 20-minütiges Zirkeltraining

In diesem Training werden die Übungen nacheinander und ohne Unterbrechung absolviert. Du machst einen Satz einer Übung und springst direkt zur nächsten. Wenn du dich erholen musst, kannst du eine Verschnaufpause einlegen. Sobald du dich wieder bereit fühlst, setzt du das Training an der Stelle fort, an der du das Training unterbrochen hast. Nach 20 Minuten hast du das Training hinter dir.

Übung	Zeit (s)	Wiederholungen
Sprung-Kniebeuge*	-	10
High Knees	20	-
Bergsteiger	20	-
Wandsitzen	30	-
Unterarmstütz	30	-

* Um die Belastung zu minimieren, sollte die Übung ohne Sprünge durchgeführt werden.

Donnerstag: Entspannende Aktivitäten

Beispiele	Wellness
Hormon-Yoga	Massage
Qigong	Maniküre / Pediküre
Wanderung / Spaziergang	Kosmetikbehandlung
Achtsamkeitsmeditation	Heiße Bäder

Freitag: 30-minütiges Krafttraining

Übung	Sätze	Wiederho-lungen
Jumping Jacks	4	20
Donkey Kicks	4	12
Glute Bridges	4	12
Step-Ups	4	10
Dips am Stuhl	4	12
Seitliche Ausfallschritte	4	10

Samstag & Sonntag: Entspannende Aktivitäten

Beispiele	Wellness
Hormon-Yoga	Massage
Qigong	Maniküre / Pediküre
Wanderung / Spaziergang	Kosmetikbehandlung
Achtsamkeitsmeditation	Heiße Bäder

Schlusswort

PCOS ist eine häufige Erkrankung, was es sehr einfach macht, sich mit anderen im Internet zu verbinden und sich gegenseitig zu unterstützen. In den vielen Foren und Facebook-Gruppen kannst du dich mit anderen Betroffenen zusammenschließen und mit ihnen in Kontakt treten. Um mit dem emotionalen Stress von PCOS zurechtzukommen, kann die Verbindung zu anderen Patienten eine wichtige Stütze sein. Zudem kann es sinnvoll sein, einen Psychotherapeuten hinzuzuziehen.

Wenn du mit androgenen Symptomen wie hartnäckiger Gewichtszunahme, Akne oder Haarwuchs zu kämpfen hast, solltest du dich auf das Positive konzentrieren, das dir guttun wird. Anstatt dich hinter ausgebeulten Kleidern zu verstecken, solltest du schmeichelhafte Kleidung tragen. Verwende eine natürliche Enthaarungscreme und trage Naturkosmetik und Make-up auf, um dein Selbstvertrauen zu stärken. Es ist wichtig, sich Zeit zu nehmen, um ein positives Körperbild zu entwickeln. Bewundere die vielen Vorzüge deines Körpers und fokussiere dich auf die schönen Seiten deines Körpers. Regelmäßiges Training wird dir auch helfen, dich schöner und selbstsicherer zu fühlen.

Einige Frauen reagieren sehr positiv, wenn sie beginnen, ihre Ernährung und ihren Lebensstil zu ändern, während andere manchmal negativ auf die Veränderung reagieren. Es hängt davon ab, wie gesund deine Ernährung vor der Umstellung war. Sollten nach Beginn dieser Ernährungsumstellung unerwünschte Nebenwirkungen auftreten, sind diese in der Regel unbedeutend und von kurzer Dauer. Bitte denke an die langfristigen positiven Ergebnisse. Es lohnt sich, in den ersten Tagen ein paar Essgelüste, Kopfschmerzen und

Energieeinbrüche zu durchstehen, um schließlich einen regelmäßigen Menstruationszyklus zu erreichen, die Fruchtbarkeit und Insulinempfindlichkeit zu erhöhen, Gewicht zu verlieren und sich insgesamt gesünder zu fühlen. Im Laufe der Zeit wirst du die positiven Ergebnisse der Veränderung deines Lebensstils erleben. Möglicherweise wirst du feststellen, dass deine Akne verschwindet, deine dunklen Körperhaare verschwinden und du Gewicht verlierst. Geduld und Vertrauen in sich selbst sind der Schlüssel zum Erfolg. Abhängig von der tatsächlichen Ursache deines PCOS kann es länger dauern, bis du wieder gesund bist, als bei anderen. Behandle deinen Körper während des Heilungsprozesses mit Liebe, Güte und Nachsicht.

Um festzustellen, welche Faktoren die Symptome verschlimmern, ist es wichtig, den Menstruationszyklus und die damit verbundenen PCOS-Symptome wie Akne, Haarwuchs und Veränderungen des Körpergewichts zu überwachen. Achte auch darauf, was du jeden Tag isst und welche Übungen du machst. Bald wirst du die Verbindung zwischen Essverhalten / Lebensstil und deinem PCOS erkennen.

Eine Empfängnis ist auf natürliche Weise oder zumindest mithilfe von Medikamenten möglich. Es ist wichtig zu beachten, dass es zwar Zeit und Geduld braucht, um eine Schwangerschaft zu erreichen, aber möglich ist. Um PCOS einzudämmen, bedarf es Veränderungen im Lebensstil und Geduld. Es ist wichtig, schädliche Verhaltensweisen zu vermeiden, die PCOS verschlimmern können, wie Rauchen, zu wenig Schlaf und zu viel Junk Food. Es braucht Zeit, um zu lernen, wie man seinen Körper nährt, aber es führt zu einem fruchtbaren Ergebnis.

Angesichts der Auswirkungen von PCOS auf unsere körperliche und emotionale Gesundheit und unser Aussehen ist es naheliegend, dass sich die Auswirkungen auf andere Bereiche unseres Lebens, einschließlich unserer Partnerschaften und Beziehungen, übergreifen. Vielleicht bist du auch sehr reizbar und kannst schnell aufbrausen, was sich auf deinen Partner, Familienangehörige oder Freunde überträgt. Es könnte für dich schwierig sein, neue Beziehungen aufzubauen und zu festigen.

Kommuniziere deine Ängste und Sorgen mit deinem Partner, um deine Beziehung zu pflegen. Gehe niemals davon aus, dass du weißt, was dein Partner denkt oder fühlt. Nimm deinen Partner mit zu Terminen und besprecher gemeinsam alle möglichen Nebenwirkungen. Bleib im Hier und Jetzt und konzentriere dich auf einen Tag nach dem anderen. Gemeinsam mit deinem Liebsten an deiner Seite solltest du in der Lage sein, dein PCOS im Handumdrehen zu überwinden. Vielleicht könnt ihr am Ende eurer Reise eine noch engere Beziehung zueinander entwickeln.

Vielleicht ist es ratsam, einen Fruchtbarkeitsspezialisten aufzusuchen, wenn dein Menstruationszyklus unregelmäßig ist, die Regelblutung ausbleibt oder stark ausgeprägt ist. Der Fachmann könnte Fruchtbarkeitsmedikamente verschreiben, um die Eizellreifung und den Eisprung zu unterstützen. Auch eine künstliche Befruchtung (IVF) kann in Betracht gezogen werden. Eine gesunde Schwangerschaft und Geburt sind aber auch ohne eine Hormonbehandlung oder medizinische Eingriffe möglich. Es gibt auch naturheilkundliche Alternativen. Wende dich nicht nur an deinen Arzt und Endokrinologen, sondern auch an einen Heilpraktiker oder Akupunkteur.

Es kann sich überwältigend anfühlen, sich Gedanken darüberzumachen, wie man seine komplette Ernährung und seinen Lebensstil neu gestaltet. Vergiss nicht, warum es für deine Gesundheit und dein Wohlbefinden so wichtig ist, deinen Körper mit einer natürlichen, gesunden Ernährung zu versorgen. Anstatt über Nacht die komplette Ernährung zu ändern und sich in ein neues, intensives Trainingsprogramm zu stürzen, beginne mit kleinen, überschaubaren Schritten. Verbringe eine Woche damit, mehr über PCOS zu erfahren, um dich mental auf die bevorstehenden Veränderungen vorzubereiten. In der zweiten Woche kannst du die Mahlzeitenpläne und Rezepte durchgehen. So wirst du herausfinden, wie viel Zeit du zum Einkaufen und Kochen benötigst. Konzentriere dich zwei Wochen lang nur auf deine Essenspläne. Nimm dir immer Zeit für angenehme, wohltuende Aktivitäten, wenn du erschöpft oder gestresst bist. Sobald du dich mit der gesundheitsbewussten Ernährung vertraut gemacht hast, kannst du mit dem Trainingsplan beginnen. Im Laufe der Zeit wirst du in der Lage sein, Entscheidungen darüber zu treffen, welche Maßnahmen und Aktivitäten am besten für deine Gesundheit sind.

Es ist nicht realistisch zu erwarten, dass du nie wieder Zucker, Milchprodukte oder Gluten konsumieren wirst. Es ist wichtig, in der Lage zu sein, die Menge dieser Produkte zu kontrollieren und auf ein Minimum zu beschränken. Ein gelegentlicher Fehlgriff kann auftreten und wird nicht zum Scheitern führen. Sorge dafür, dass diese Situationen selten auftreten. Du kannst auch Partys und Restaurantbesuche wahrnehmen, ohne vom Plan abzuweichen. Halte dich an gegrilltes Fleisch oder Fisch mit frischem Gemüse.

Wenn du bereit bist, ein paar einfache Ernährungsumstellungen vorzunehmen und ein einfaches Trainingsprogramm zu starten, solltest du in der Lage sein, deine Insulinresistenz und PCOS-Symptome zu kontrollieren. Selbst wenn Probleme auftreten, gibt es wirklich keine Entschuldigung, nicht das Steuer zu übernehmen und alles in deiner Macht Stehende zu tun, um deine eigene Gesundheit zu verbessern.

Rezepte

Frühstück

Zitronen-Mandel-Pancakes

4 Portionen

Kalorien pro Portion (2 Pfannkuchen): 228
Kohlenhydrate: 18 g | Ballaststoffe: 1 g | Protein: 3 g | Fett: 16 g

Diese Pancakes werden aus Mandelmehl, Kokosöl und Honig zubereitet und mit frischen Früchten angerichtet. Der Zitronensaft und die Zitronenschale enthalten Vitamin C. Das Vitamin C kann helfen, den Hormonhaushalt auszugleichen, die Eierstockfunktion und den Menstruationszyklus zu regulieren und damit die Fruchtbarkeit zu steigern.

Zutaten

- *100 g Mandelmehl*
- *30 g feines Pfeilwurzelpulver*
- *1 EL Backpulver*
- *Schale und Saft von 1 Zitrone*
- *180 ml ungesüßte Mandelmilch*
- *60 ml Kokosöl*
- *2 EL roher Honig*
- *Olivenöl-Kochspray, zum Beschichten der Pfanne*
- *frische Früchte, zum Servieren*

Zubereitung

Mehl, Pfeilwurzelpulver, Backpulver und Zitronenschale in einer großen Schüssel gut verrühren. Zitronensaft, Mandelmilch, Kokosöl und Honig unterrühren. Eine große Antihaftpfanne mit etwas Kochspray einsprühen und bei mittlerer bis hoher Hitze erhitzen. Etwa 4 Pancakes mit einem großen Löffel in die Pfanne geben. Etwa 3 Minuten garen, bis die Bläschen an der Oberfläche der Pfannkuchen zu platzen beginnen. Die Pfannkuchen umdrehen und auf der anderen Seite ca. 1 Minute weiter garen. Die Pfannkuchen auf einen Teller geben und mit einem sauberen Küchentuch abdecken, um sie warmzuhalten. Mit dem restlichen Teig wiederholen. Mit deinen Lieblingsfrüchten servieren.

Birnen-Muffins mit Ingwer

12 Muffins
Kalorien pro Portion (1 Muffin): 145
Kohlenhydrate: 12 g | Ballaststoffe: 2 g | Protein: 4 g | Fett: 9 g

Diese Muffins sind kalorien- und fettarm und haben eine entzündungshemmende Wirkung. Ingwer, Mandelmehl, Kokosöl und Honig enthalten Antioxidantien, Ballaststoffe und Nährstoffe, die Entzündungen bekämpfen und das Verdauungssystem unterstützen. Vanille kann zur Senkung des Cholesterinspiegels und zur Gewichtsabnahme beitragen. Achte darauf, dass du glutenfreie Haferflocken verwendest, um Allergene auszuschließen.

Zutaten

- 100 g Mandelmehl
- 100 g Haferflocken
- 1½ TL Backpulver
- ¼ TL Salz
- 240 ml Mandelmilch
- 80 ml Kokosöl
- 2 Eier
- 2 EL roher Honig
- 1 EL geriebener frischer Ingwer
- 1 TL reiner Vanilleextrakt
- 1 Birne, geschält, entkernt und gehackt
- (optional: mit Schale, um den Ballaststoffgehalt der Muffins zu erhöhen)

Zubereitung

Den Ofen auf 200° C vorheizen. Backpapier in 12 Muffinbecher einsetzen. Mandelmehl, Haferflocken, Backpulver und Salz in einer großen Schüssel gut vermischen. Mandelmilch, Kokosöl, Eier, Honig, Ingwer und Vanille in einer mittelgroßen Schüssel verrühren, bis die Mischung eine homogene Konsistenz erreicht hat. Die nassen Zutaten zu den trockenen Zutaten geben und umrühren, bis alles gut vermischt ist. Die Birne unterheben und den Muffinteig in die vorbereitete Muffinform gießen. Backen, bis ein Zahnstocher, der in einen der Muffins eingesetzt wird, sauber herauskommt (ca. 20 Minuten). Abkühlen lassen und genießen.

Müsli

Quinoa-Müsli mit Erdbeeren

4 Portionen
Kalorien pro Portion: 161
Kohlenhydrate: 22 g | Ballaststoffe: 4 g | Protein: 7 g | Fett: 5 g

Zutaten

- *500 ml Wasser*
- *230 ml ungesüßte Mandelmilch*
- *1 TL reiner Vanilleextrakt*
- *90 g Quinoa*
- *50 g Haferflocken*
- *140 g frische Erdbeeren, in Scheiben geschnitten*
- *Prise Meersalz*
- *40 g gehackte Haselnüsse (optional)*

Zubereitung

Mandelmilch, Wasser, Vanille, Quinoa, Haferflocken und Salz in einem mittelgroßen Topf bei mittlerer Hitze zum Kochen bringen. Die Mischung bei niedriger Temperatur ca. 20 Minuten köcheln lassen. Dabei öfters umrühren, bis die Körner weich sind und der Haferbrei richtig schön sämig-cremig ist. Das Müsli vom Herd nehmen und die Erdbeeren unterheben.

Kokos-Müsli mit Pekannüssen

12 Portionen
Kalorien pro Portion (¾ Tasse): 307
Kohlenhydrate: 10 g | Ballaststoffe: 5 g | Protein: 6 g | Fett: 27 g

Pekannüsse sind reich an Antioxidantien und enthalten die höchsten Mengen an Antioxidantien aller Nüsse. Dazu gehören Ellagsäure, Ölsäure, Vitamin E, Beta-Carotin und Lutein. Sie alle helfen gegen Entzündungen im Körper. Pekannüsse sind auch eine wunderbare Quelle von Folsäure, die für die Vorbeugung von Geburtsfehlern besonders wichtig ist. Auch die anderen hier enthaltenen Nüsse und Samen sind reich an Folsäure, Ballaststoffen, Zink und den gesunden Omega-3-Fettsäuren.

Das Kokosöl sorgt für einen leichten Crunch und einen schönen Glanz. Es ist jedoch nicht unbedingt notwendig, wenn du Kalorien und Fett einsparen möchtest. Einfach auf das Öl verzichten und das Rezept wie angegeben zubereiten.

Zutaten

- *250 g gehackte Pekannüsse*
- *100 g ungesüßte Kokosraspeln*
- *120 g Sonnenblumenkerne*
- *150 g Haselnüsse*
- *2 EL geschmolzenes Kokosöl*
- *2 EL roher Honig*
- *½ TL gemahlener Zimt*
- *¼ TL Meersalz*

Zubereitung

Den Backofen auf 150° C vorheizen. Ein Backblech mit Pergamentpapier auslegen und beiseite stellen. Pekannüsse, Kokosraspeln, Sonnenblumenkerne und Haselnüsse in einer großen Schüssel mischen. Kokosöl, Honig, Zimt und Salz in einer kleinen Schale verrühren. Die Kokosöl-Mischung zu den Nüssen geben und umrühren, bis alle Zutaten vollständig bedeckt sind.

Die Masse auf dem vorbereiteten Backblech verteilen und unter mehrmaligem Rühren 20 bis 25 Minuten backen, bis das Müsli leicht braun wird. Das Müsli vollständig abkühlen lassen und bis zu 1 Woche in einem luftdichten Behälter aufbewahren.

Nuss-Samen-Müsli mit Pfirsichen

4 Portionen
Kalorien pro Portion: 235
Kohlenhydrate: 24 g | Ballaststoffe: 7 g | Protein: 10 g | Fett: 11 g

Mandeln sind eine gute Quelle für Magnesium. Die Zellen reagieren besser auf Insulin, wenn ausreichend Magnesium vorhanden ist. Ein Magnesiummangel verstärkt daher die Insulinresistenz der Zellen.

Zutaten

- *40 g Haferflocken*
- *30 g Sonnenblumenkerne*
- *30 g Mandelsplitter*
- *2 EL Chiasamen*
- *2 EL gehackte Haselnüsse*
- *2 EL Leinsamen*
- *½ TL gemahlener Zimt*
- *240 ml fettarmer griechischer Joghurt*
- *120 g ungesüßte Mandelmilch*
- *2 Pfirsiche, gehackt*

Zubereitung

Haferflocken, Sonnenblumenkerne, Mandeln, Chiasamen, Haselnüsse, Leinsamen und Zimt in einer mittelgroßen Schüssel gut vermischen. Joghurt und Mandelmilch unterrühren und mindestens 30 Minuten, bis zu 1 Stunde kalt stellen. Mit Pfirsichen bestreuen und servieren.

Hinweis: Die Samen-, Nuss- und Hafer-Mischung kann in großen Mengen hergestellt und bis zu einem Monat in einem dicht verschlossenen Behälter im Küchenschrank aufbewahrt werden.

Warmes Frühstück

Gebackenes Ei mit Basilikum-Tomate

4 Portionen

Kalorien pro Portion: 129

Kohlenhydrate: 4 g | Ballaststoffe: 1 g | Protein: 8 g | Fett: 9 g

Gebackene Eier sind ein einfaches Gericht, um den Tag mit hochwertigem Eiweiß zu starten. Eier sind mit Vitaminen, Mineralien und Antioxidantien gefüllt, darunter die Vitamine A, D und E, Lutein und Eisen. Basilikum hat starke entzündungshemmende und antibakterielle Eigenschaften. Salbei und Rosmarin passen auch gut zu diesem Gericht und haben die gleiche Wirkung.

Zutaten

- *Olivenöl-Kochspray, zur Beschichtung der Auflaufförmchen*
- *1 EL natives Olivenöl extra*
- *1 Zucchini, fein gehackt*
- *1 Frühlingszwiebel, weiße und grüne Teile, gehackt*
- *1 TL gehackter Knoblauch*
- *300 g halbierte Kirschtomaten*
- *2 EL gehackte frische Basilikumblätter*
- *Meersalz, zum Würzen*
- *frisch gemahlener schwarzer Pfeffer, zum Würzen*
- *4 große Eier*

Zubereitung

Den Backofen auf 200° C vorheizen. 4 (0,25 l) Auflaufförmchen leicht mit Kochspray einsprühen, auf ein Backblech legen und beiseite stellen. Olivenöl in einer großen Pfanne bei mittlerer bis starker Hitze erhitzen. Zucchini, Frühlingszwiebel und Knoblauch dazugeben und ca. 3 Minuten weich backen. Kirschtomaten und Basilikum unterrühren und mit Salz und Pfeffer würzen. Die Tomaten-Mischung in die Auflaufförmchen einfüllen. In jeder Auflaufform 1 Ei schlagen. Ca. 20 Minuten backen, bis die Eier gar sind.

Eierauflauf mit Süßkartoffeln

4 Portionen
Kalorien pro Portion: 185
Kohlenhydrate: 15 g | Ballaststoffe: 3 g | Protein: 11 g | Fett: 9 g

Du kannst die Zutaten am Abend zuvor vermengen. Am nächsten Morgen stellst du die Auflaufform direkt aus dem Kühlschrank in den Backofen. Beachte jedoch, dass sich die Zubereitungszeit um ca. 10 Minuten verlängert.

Zutaten

- *2 TL Olivenöl, plus extra zum Einfetten der Auflaufform*
- *1 Zwiebel, gehackt*
- *2 TL gehackter Knoblauch*
- *2 Süßkartoffeln, in ca. 1 cm Würfel geschnitten*
- *6 Eier*
- *Meersalz, zum Würzen*
- *frisch gemahlener schwarzer Pfeffer, zum Würzen*
- *40 g gehackter Spinat (optional)*

Zubereitung

Den Backofen auf 180° C vorheizen. Etwas Olivenöl in eine Auflaufform von 20 x 20 cm geben und beiseite stellen. Das Olivenöl in einer großen Pfanne bei mittlerer bis starker Hitze erhitzen. Zwiebel, Knoblauch und Süßkartoffeln dazugeben und 10 Minuten braten, bis das Gemüse gerade gar ist. Die Gemüse-Mischung auf dem Boden der Auflaufform verteilen. Die Eier in einer mittelgroßen Schüssel verquirlen und mit Salz und Pfeffer leicht würzen. Die Eier in die Auflaufform gießen und backen, bis die Eier gar und fest sind (ca. 40 Minuten).

Frittata

4 Portionen
Kalorien pro Portion: 116
Kohlenhydrate: 9 g | Ballaststoffe: 2 g | Protein: 11 g | Fett: 4 g

Das bunte Gemüse deckt ein breites Spektrum an entzündungshemmenden Antioxidantien wie Lycopin (rot), Chlorophyll (grün), Beta-Carotin (orange) und Lutein (gelb) ab. Füge das Quercetin der Zwiebeln und das Allicin des Knoblauchs hinzu und schon hast du eine Frittata mit entzündungshemmender Wirkung.

Für diese Frittata wird nur Eiklar verwendet, um Kalorien zu sparen. Um jedoch den Nährstoffgehalt von Calcium, den Vitaminen A und D und Folsäure zu erhöhen, kann die Hälfte des Hühnereiweißes durch 4 Volleier ersetzt werden. Dadurch wird das Fortpflanzungssystem gestärkt.

Zutaten

- *10 L Eiklar (oder 4 M Volleier + 5 Eiklar)*
- *¼ TL Meersalz*
- *¼ TL frisch gemahlener schwarzer Pfeffer*
- *1 EL natives Olivenöl extra*
- *½ Zwiebel, gehackt*
- *1 TL gehackter Knoblauch*
- *120 g gehackter Grünkohl*
- *1 gelbe Paprika, gehackt*
- *20 g geraspelte Karotte*
- *100 g halbierte Kirschtomaten*

Zubereitung

Den Backofen auf 190° C vorheizen. Eiklar, Salz und Pfeffer in einer mittelgroßen Schüssel verquirlen und beiseite stellen. Olivenöl in einer großen, ofenfesten Pfanne bei mittlerer bis starker Hitze erhitzen. Zwiebel und Knoblauch zugeben und ca. 3 Minuten anbraten, bis sie weich sind. Grünkohl, Paprika und Karotte unterrühren. Ca. 5 Minuten garen, bis das Gemüse weich ist. Das Eiklar in die Pfanne gießen. Ca. 3 Minuten garen, bis es leicht am Boden haften bleibt. Die Kirschtomaten darüber streuen und die Pfanne in den Ofen stellen. Ungedeckt ca. 10 Minuten backen.

Smoothies

Pfirsich-Grünkohl Smoothie

1 Portion
Kalorien pro Portion: 233
Kohlenhydrate: 24 g | Ballaststoffe: 9 g | Protein: 14 g | Fett: 9 g

Pfirsiche enthalten hochwirksame Antioxidantien, die die Freisetzung von Histamin im Blut unterdrücken können. Diese wiederum können Entzündungen und allergische Reaktionen verursachen. Zudem sind sie reich an entzündungshemmendem Beta-Carotin und Ballaststoffen sowie an den Vitaminen A und C. Pfirsiche enthalten auch Catechine, eine Familie von Phytonährstoffen, die auch in grünem Tee vorkommen. Catechine können als Entzündungshemmer wirken, indem sie Enzyme hemmen, die Entzündungen im Körper verursachen. Steinobst hat eine gesunde Kombination von Nährstoffen, die helfen können, das Risiko von Stoffwechselstörungen, Diabetes, Gewichtszunahme und Entzündungen zu reduzieren.

Zutaten

- *230 ml ungesüßte Mandelmilch*
- *100 g gehackter Grünkohl*
- *½ Pfirsich, entsteint (alternativ auch tiefgekühlt)*
- *4 ganze Erdbeeren (alternativ auch tiefgekühlt)*
- *1 EL gemahlener Leinsamen*

Zubereitung

Mandelmilch, Grünkohl, Pfirsich, Erdbeeren und Leinsamen in einen Mixer geben und pürieren.

Chia-Pfirsich-Smoothie

2 Portionen
Kalorien pro Portion: 386
Kohlenhydrate: 22 g | Ballaststoffe: 12 g | Protein: 7 g | Fett: 30 g

Chiasamen enthalten einen hohen Gehalt an Omega-3-Fettsäuren, sogar einen relativ höheren Anteil als Lachs. Um Kalorien zu sparen, kannst du auch Mandelmilch oder die fettreduzierte Kokosmilch verwenden.

Zutaten

- *230 ml ungesüßte Kokosmilch (oder ungesüßte Mandelmilch)*
- *240 ml Wasser*
- *1 Pfirsich, entsteint und gehackt*
- *3 EL Chiasamen*
- *½ TL gemahlene Muskatnuss*
- *Prise gemahlener Piment*
- *4 Eiswürfel*

Zubereitung

Alle Zutaten außer dem Eis in einem Mixer vermengen. Die Mischung zu einer homogenen Masse verarbeiten. Eis hinzufügen und pürieren.

Gurken-Kiwi-Smoothie

2 Portionen
Kalorien pro Portion: 113
Kohlenhydrate: 21 g | Ballaststoffe: 3 g | Protein: 5 g | Fett: 1 g

Kiwi ist reich an Phytonährstoffen, Vitaminen C, E und K sowie Ballaststoffen. Die Ballaststoffe helfen, den Blutzucker- und Cholesterinspiegel zu senken. Joghurt ist eine der am besten zugänglichen Quellen für lebende Probiotika, die den Darm mit nützlichen Mikroben besiedeln. Ein gesunder Darm ist entscheidend für die Vorbeugung von Entzündungen. Um die heilsame Wirkung dieses cremigen Smoothies zu verstärken, kann die Menge des Joghurts auf 240 g verdoppelt werden.

Zutaten

- *1 Salatgurke, gehackt*
- *2 Kiwis, geschält und in Stücke geschnitten*
- *120 g fettarmer Naturjoghurt*
- *1 TL frisch gepresster Zitronensaft*
- *1 TL gehackte frische Minzblätter*

Zubereitung

Alle Zutaten in einen Mixer geben und zu einer homogenen Masse verarbeiten.

Smoothie mit Karotten und Himbeeren

1 Portion
Kalorien pro Portion: 194
Kohlenhydrate: 30 g | Ballaststoffe: 8 g | Protein: 5 g | Fett: 6 g

Karotten liefern die Vitamine A, C und K, Ballaststoffe, Kalium und viele entzündungshemmende Phytonährstoffe wie Beta-Carotin, Polyacetylene und Anthocyane. Vitamin A ist ein wirksames entzündungshemmendes Mittel, aber auch unerlässlich für die reproduktive Gesundheit. Vitamin A unterstützt die Follikelreifung und fördert die Produktion der Hormone, die für eine erfolgreiche Einnistung der befruchteten Eizelle in der Gebärmutter benötigt werden.

Zutaten

- *230 ml ungesüßte Mandelmilch*
- *120 ml Wasser*
- *50 g geraspelte Karotte*
- *30 g TK-Himbeeren (alternativ auch mit Erdbeeren, Heidelbeeren, Brombeeren u. v. m.)*
- *2 TL gemahlener Leinsamen*

Zubereitung

Mandelmilch, Wasser, Karotte, Himbeeren und Leinsamen in einen Mixer geben und pürieren.

Mandel-Haferflocken Smoothie

2 Portionen
Kalorien pro Portion: 176
Kohlenhydrate: 30 g | Ballaststoffe: 6 g | Protein: 5 g | Fett: 4 g

Dieser Smoothie enthält verschiedene Ballaststoffe aus Haferflocken, Apfel- und Chiasamen und wird dich über einen langen Zeitraum ohne unerwünschte Blutzuckerspitzen und Heißhungerattacken satt und zufrieden stellen. Die Haferflocken in diesem Smoothie durchlaufen den Darm unverdaut, d. h. sie füttern die nützlichen Bakterien und fördern entzündungshemmende Fettsäuren. Eine dieser Fettsäuren, genannt Butyrat, reduziert die Insulinresistenz und bekämpft Entzündungen. Du kannst die Menge an Haferflocken in deinem Smoothie um ein paar EL erhöhen.

Zutaten

- *240 ml ungesüßte Mandelmilch*
- *1 Apfel, entkernt und in Stücke geschnitten*
- *30 g Haferflocken*
- *1 EL Chiasamen*
- *½ TL reiner Vanilleextrakt*
- *Prise gemahlener Zimt*
- *3 Eiswürfel*

Zubereitung

Mandelmilch, Apfel, Haferflocken, Chiasamen, Vanille und Zimt in einen Mixer geben. Die Mischung zu einer homogenen Masse verarbeiten. Eis hinzufügen und nochmals pürieren.

Ingwer-Smoothie mit Heidelbeeren

1 Portion
Kalorien pro Portion: 117
Kohlenhydrate: 23 g | Ballaststoffe: 6 g | Protein: 4 g | Fett: 1 g

Heidelbeeren enthalten besonders viele Antioxidantien, insbesondere Anthocyane, die Immun- und Entzündungsgene ausschalten können. Heidelbeeren enthalten auch Resveratrol. Dieses Polyphenol hilft, freie Radikale aus dem Körper zu entfernen.

Zutaten

- *120 ml ungesüßte Mandelmilch*
- *100 g Heidelbeeren*
- *100 g gehackter Grünkohl*
- *1 EL geriebener frischer Ingwer*
- *1 TL roher Honig*
- *3 Eiswürfel*

Zubereitung

Mandelmilch, Heidelbeeren, Grünkohl, Ingwer und Honig in einen Mixer geben und pürieren. Die Eiswürfel zugeben und zu einer homogenen Masse verarbeiten.

Birnen-Smoothie mit grünem Tee

2 Portion
Kalorien pro Portion: 201
Kohlenhydrate: 18 g | Ballaststoffe: 5 g | Protein: 3 g | Fett: 13 g

Dieser Smoothie hält den Blutzucker stabil und hat dank des grünen Tees eine entzündungshemmende Wirkung. Er ist vollgepackt mit Antioxidantien wie Catechinen, die den Cholesterinspiegel senken, das Risiko von Herz-Kreislauf-Erkrankungen reduzieren und Infektionen wirksam bekämpfen können.

Zutaten

- *120 ml kalter grüner Tee*
- *100 ml ungesüßte Kokosmilch*
- *40 g gehackter Mangold*
- *1 Birne, entkernt (alternativ: Apfel)*
- *2 EL Haferflocken*
- *1 TL roher Honig*
- *¼ TL gemahlener Zimt*
- *3 Eiswürfel*

Zubereitung

Grünen Tee, Kokosmilch, Mangold, Birne, Haferflocken, Honig und Zimt in einen Mixer geben und pürieren. Die Eiswürfel dazugeben und zu einer dicken, homogenen Masse verarbeiten.

Grapefruit-Smoothie

2 Portionen
Kalorien pro Portion: 85
Kohlenhydrate: 16 g | Ballaststoffe: 5 g | Protein: 3 g | Fett: 1 g

Grapefruit, Erdbeeren und Spinat sind reich an Ballaststoffen. Spinat ist eine ausgezeichnete Quelle für Folsäure und Eisen, die die Chancen auf eine Empfängnis verbessern und die Entwicklung vom Embryo zum Fötus unterstützen.

Zutaten

- *1 Grapefruit, geschält*
- *140 g TK-Erdbeeren*
- *100 g frischer Spinat*
- *120 ml Wasser*
- *60 g fettarmer Naturjoghurt*

Zubereitung

Alle Zutaten in einen Mixer geben und zu einer homogenen Masse verarbeiten.

Fenchel-Smoothie mit Limette

2 Portion

Kalorien pro Portion: 163
Kohlenhydrate: 13 g | Ballaststoffe: 5 g | Protein: 3 g | Fett: 11 g

Fenchel enthält Vitamin C, Kalium, Folsäure, Ballaststoffe und B-Vitamine (außer B12) und zeichnet sich durch seine entzündungshemmende Wirkung aus, mit der freie Radikale aus dem Körper entfernt werden können.

Zutaten

- Schale und Saft von 2 Limetten
- 80 g gehackter Fenchel
- 120 ml ungesüßte Mandelmilch
- ½ Avocado
- 2 TL roher Honig
- 3 Eiswürfel
- 4-8 Mandeln oder 1-2 EL Mandelstifte (optional)

Zubereitung

Limettenschale, Limettensaft, Fenchel, Mandelmilch, Avocado und Honig in einen Mixer geben und pürieren. Die Eiswürfel dazugeben und zu einer dicken, homogenen Mischung vermischen.

Mittagessen

Suppen

Gelbe Erbsensuppe

4 Portionen

Kalorien pro Portion: 354

Kohlenhydrate: 41 g | Ballaststoffe: 19 g | Protein: 25 g | Fett: 10 g

Die Erbsensuppe ist vollgepackt mit Ballaststoffen, die den Blutzuckerspiegel senken, ebenso wie B-Vitamine und Proteine.

Zutaten

- 1 EL Olivenöl
- 1 Zwiebel, gehackt
- 4 Selleriestangen, gehackt
- 2 TL gehackter Knoblauch
- 1,5 l Hühnerbrühe, natriumfrei
- 350 g halbierte gelbe Schälerbsen
- Meersalz, zum Würzen
- frisch gemahlener schwarzer Pfeffer, zum Würzen

Zubereitung

Das Olivenöl in einem großen Topf bei mittlerer bis starker Hitze erhitzen. Zwiebel, Sellerie und Knoblauch dazugeben und ca. 5 Minuten weich dünsten. Die Hühnerbrühe und die Erbsen dazugeben und die Suppe zum Kochen bringen. Die Hitze auf ein niedriges Niveau reduzieren und köcheln lassen, bis die Erbsen sehr weich sind und die Suppe eindickt (ca. 2 bis 2½ Stunden). Mit Salz und Pfeffer abschmecken und anrichten.

Blumenkohl-Suppe mit weißen Bohnen

6 Portion
Kalorien pro Portion: 172
Kohlenhydrate: 21 g | Ballaststoffe: 9 g | Protein: 13 g | Fett: 4 g

Die Zubereitung von Bohnen ist sehr einfach. Im Kühlschrank können sie bis zu einer Woche aufbewahrt werden und können für verschiedene Rezepte verwendet werden. Die Bohnen abspülen und ca. 1 Stunde in Wasser köcheln lassen, bis sie weich sind.

Zutaten

- *1 EL natives Olivenöl extra 1 Zwiebel, gehackt*
- *1 TL gehackter Knoblauch*
- *1,5 l Hühnerbrühe, natriumarm*
- *2 Blumenkohl-Köpfe, in Röschen zerlegt*
- *200 g Dose weiße Bohnen, natriumfrei, abgetropft und abgespült*
- *½ TL gemahlene Muskatnuss Meersalz, zum Würzen*
- *frisch gemahlener schwarzer Pfeffer, zum Würzen*

Zubereitung

Olivenöl in einem großen Topf bei mittlerer bis starker Hitze erhitzen. Zwiebel und Knoblauch dazugeben und ca. 3 Minuten anbraten, bis sie weich sind. Brühe, Blumenkohl, Bohnen und Muskatnuss unterrühren. Die Suppe zum Kochen bringen. Die Hitze auf ein niedriges Niveau reduzieren und ca. 15 Minuten köcheln lassen, bis der Blumenkohl weich ist. Die Suppe in eine

Küchenmaschine geben und pürieren, bis sie samtig-weich ist. Zum Erwärmen die Suppe in den Topf zurückgeben und mit Salz und Pfeffer abschmecken.

Kürbissuppe

4 Portionen
Kalorien pro Portion: 186
Kohlenhydrate: 19 g | Ballaststoffe: 5 g | Protein: 5 g | Fett: 10 g

Kürbis enthält entzündungshemmende Antioxidantien wie Alpha- und Beta-Carotin, Lutein, Zeaxanthin und Beta-Cryptoxanthin. Die im Kürbis enthaltene Stärke – das wertvolle Polysaccharid – hat entzündungshemmende Eigenschaften und kann helfen, das Insulin zu regulieren.

Zutaten

- *1 EL Olivenöl*
- *1 Zwiebel, gehackt*
- *1 mittelgroßer Butternusskürbis, geschält und in 1 cm große Würfel geschnitten.*
- *1,5 l Gemüsebrühe, natriumfrei*
- *1 TL gemahlene Muskatnuss*
- *100 ml Kokosmilch*
- *Meersalz, zum Würzen*

Zubereitung

Olivenöl in einem großen Topf bei mittlerer bis starker Hitze erhitzen. Die Zwiebel dazugeben und ca. 3 Minuten anbraten. Kürbis, Brühe und Muskatnuss unterrühren und die Suppe zum Kochen bringen. Die Hitze auf ein niedriges Niveau reduzieren und köcheln lassen, bis der Kürbis weich ist (ca. 30 Minuten). Die Suppe in einer Küchenmaschine oder mit einem Stabmixer pürieren und wieder in den Topf geben. Kokosmilch unterrühren, mit Salz abschmecken und servieren.

Karotten-Kurkuma-Suppe

6 Portion
Kalorien pro Portion: 182
Kohlenhydrate: 21 g | Ballaststoffe: 5 g | Protein: 2 g | Fett: 10 g

Kurkuma enthält einen Wirkstoff namens Curcumin, der entzündungshemmende und antioxidative Eigenschaften hat. Um die Wirkung zu verstärken, kann die Menge an Kurkuma in diesem Rezept auf 3 TL erhöht werden. Diese Suppe nicht überkochen, sondern vom Herd nehmen, sobald die Karotten zart sind, da bei längerem Kochen Nährstoffe verloren gehen.

Zutaten

- *1 EL natives Olivenöl extra*
- *1 Zwiebel, gehackt*
- *1 TL geriebener frischer Ingwer*
- *1 TL gehackter Knoblauch*
- *1,5 l Gemüsebrühe, natriumarm*
- *900 g Karotten, gehackt*
- *2 TL gemahlene Kurkuma*
- *Meersalz, zum Würzen*
- *230 ml Kokosmilch*
- *2 TL gehackte frische Thymianblätter*

Zubereitung

Olivenöl in einem großen Topf bei mittlerer bis starker Hitze erhitzen. Zwiebel, Ingwer und Knoblauch dazugeben und ca. 3 Minuten braten, bis sie weich sind. Brühe, Karotten und Kurkuma unterrühren. Dann die Suppe zum Kochen bringen und bei schwacher Hitze ca. 15 Minuten köcheln lassen, bis das Gemüse weich ist. Die Suppe in eine Küchenmaschine geben und zu einer homogenen Masse pürieren. Die Suppe wieder in den Topf geben und mit Salz abschmecken. Mit einem großen Schuss Kokosmilch servieren und mit dem Thymian bestreuen.

Minestrone mit Hähnchen

8 Portion
Kalorien pro Portion: 144
Kohlenhydrate: 13 g | Ballaststoffe: 3 g | Protein: 14 g | Fett: 4 g

Neben der Aminosäure Glutamin enthält Kohl auch Vitamin C, das das Immunsystem stärken und Entzündungen bekämpfen kann. Um den Gehalt an Diindolylmethan (DIM) zu erhöhen, empfiehlt es sich, einige zusätzliche Selleriestangen zu zerkleinern und hinzuzufügen. DIM ist ein Phytonährstoff, der das Risiko von Endometriose und Myomen reduzieren kann.

Zutaten

- *1 EL Olivenöl*
- *1 Zwiebel, gehackt*
- *1 EL gehackter Knoblauch*
- *4 Selleriestangen inkl. Blattgrün, gehackt*
- *140 g geraspelter Weißkohl*
- *800 g Tomatenwürfel aus der Dose, natriumfrei*
- *1,5 l Hühnerbrühe, natriumfrei*
- *250 g zerkleinertes gekochtes Hühnerfleisch*
- *200 g Spinat*
- *1 EL getrocknete italienische Gewürze*
- *Meersalz, zum Würzen*
- *frisch gemahlener schwarzer Pfeffer, zum Würzen*

Zubereitung

Das Olivenöl in einem großen Kochtopf bei mittlerer bis starker Hitze erhitzen. Zwiebel und den Knoblauch dazugeben und ca. 3 Minuten braten, bis sie weich sind. Sellerie und Kohl unterrühren und 5 Minuten braten. Die Tomatenwürfel und die Hühnerbrühe unterrühren und die Suppe zum Kochen bringen. Die Hitze auf ein niedriges Niveau reduzieren und die Suppe köcheln lassen, bis das Gemüse weich ist (ca. 30 Minuten). Hähnchen, Spinat und italienische Gewürze unterrühren und köcheln lassen, bis sich das Hühnerfleisch erwärmt hat und der Spinat verwelkt ist (ca. 5 Minuten). Die Suppe mit Salz und Pfeffer abschmecken.

Grünkohlsuppe mit Brunnenkresse

4 Portionen
Kalorien pro Portion: 237
Kohlenhydrate: 16 g | Ballaststoffe: 4 g | Protein: 5 g | Fett: 17 g

Brunnenkresse ist reich an Jod, Eisen, Calcium und Folsäure sowie an den Vitaminen A und C. Dieses dunkelgrüne Gemüse ist auch reich an Phytonährstoffen und Antioxidantien und ist daher ein hervorragendes entzündungshemmendes Mittel.

Zutaten

- 1 EL Olivenöl
- 2 Porree, weiße und grüne Teile, gewaschen und gehackt
- 2 TL gehackter Knoblauch
- 100 g Brunnenkresse
- 200 g gehackter frischer Grünkohl
- 2 EL gehackte frische Petersilie
- 1 l Gemüsebrühe, natriumfrei
- Saft und Schale aus 1 Zitrone
- 230 ml Kokosmilch
- Meersalz, zum Würzen
- frisch gemahlener schwarzer Pfeffer, zum Würzen

Zubereitung

Olivenöl in einem mittelgroßen Topf bei mittlerer bis starker Hitze erhitzen. Porree und Knoblauch dazugeben und ca. 4 Minuten braten, bis das Gemüse weich ist. Brunnenkresse, Grünkohl und Petersilie unterrühren und 1 Minute braten. Gemüsebrühe, Zitronensaft und Zitronenschale unterrühren und die Suppe zum Kochen bringen. Die Suppe mit einem Stabmixer oder in der Küchenmaschine zu einer homogenen Masse pürieren. Die Suppe wieder in den Topf geben und die Kokosmilch unterrühren. Mit Salz und Pfeffer abschmecken.

Salate

Kichererbsensalat

4 Portionen
Kalorien pro Portion: 265
Kohlenhydrate: 19 g | Ballaststoffe: 6 g | Protein: 9 g | Fett: 17 g

Kichererbsen regulieren aufgrund ihres hohen Ballaststoffgehalts den Blut-zuckerspiegel. Neben Ballaststoffen sind sie eine ausgezeichnete Quelle für Folsäure, Mangan, Kupfer, Vitamin C und E sowie Beta-Carotin, die die Fruchtbarkeit und das Immunsystem positiv beeinflussen. Spinat ist sehr reich an den Vitaminen C, E und K sowie Carotinoiden, die alle gegen Ent-zündungen im Körper wirken. Vitamin E (Alpha-Tocopherol) im Spinat schützt das Herz-Kreislauf-System. Es wird empfohlen, Spinat mehrmals pro Woche auf dem Speiseplan stehen zu haben.

Zutaten

- *200 g Spinat*
- *150 g Kichererbsen aus der Dose, natriumfrei*
- *1 Salatgurke, gehackt*
- *1 gelbe Paprika, gehackt*
- *150 g Kirschtomaten, halbiert*
- *½ rote Zwiebel, gehackt*
- *100 ml Balsamico-Dressing*

Zubereitung

Spinat, Kichererbsen, Gurke, gelbe Paprika, Kirschtomaten und Zwiebeln in einer mittelgroßen Schüssel mischen. Das Dressing über den Salat gießen und gut bedecken.

Blumenkohlsalat

4 Portionen
Kalorien pro Portion: 151
Kohlenhydrate: 10 g | Ballaststoffe: 4 g | Protein: 3 g | Fett: 11 g

Zutaten

- *1 Blumenkohl-Kopf, in Röschen geschnitten*
- *60 ml Olivenöl, aufgeteilt*
- *½ TL gehackter Knoblauch*
- *Meersalz, zum Würzen*
- *frisch gemahlener schwarzer Pfeffer, zum Würzen*
- *30 g Pekannusshälften*
- *2 EL gehackte frische Petersilie*
- *Saft aus 1 Zitrone*

Zubereitung

Den Ofen auf 220° C vorheizen. Ein Backblech mit Pergamentpapier auslegen. Blumenkohl, 1 EL Olivenöl und Knoblauch in einer großen Schüssel gut vermischen. Die Röschen auf dem Backblech verteilen und mit Salz und Pfeffer würzen. Ca. 20 Minuten rösten oder bis der Blumenkohl goldbraun ist. Den Blumenkohl wieder in die Schüssel geben und mit den Pekannüssen und der Petersilie vermischen. Das restliche Olivenöl und den Zitronensaft in einer kleinen Schale verrühren, über den Salat gießen und untermischen.

Süßkartoffelsalat

4 Portionen
Kalorien pro Portion: 234
Kohlenhydrate: 33 g | Ballaststoffe: 5 g | Protein: 3 g | Fett: 10 g

Dieses Rezept besteht aus gesunden, ballaststoffreichen Süßkartoffeln und wird mit entzündungshemmendem Apfelessig und Honig-Vinaigrette verfeinert. Das Dressing enthält auch aromatischen Thymian, der reich an Vitamin C, Eisen, Ballaststoffen und Mangan ist.

In diesem Rezept können auch Kürbisse wie Butternusskürbis oder auch Yamswurzel anstelle von Süßkartoffeln verwendet werden, um ein anderes Geschmackserlebnis zu erzielen. Genauso gut kann man all diese wunderbaren Varianten zu einem einzigartigen Salat kombinieren.

Zutaten

- *2 EL natives Olivenöl extra*
- *60 ml Apfelessig*
- *1 EL roher Honig*
- *1 TL gehackte, frische Thymianblätter*
- *für den Salat:*
- *650 g Süßkartoffeln, geschält und in 2 cm große Würfel geschnitten*
- *1 EL natives Olivenöl extra*
- *1 Frühlingszwiebel, weiße und grüne Teile, gehackt*
- *frisch gemahlener schwarzer Pfeffer, zum Würzen*
- *Meersalz, zum Würzen*

Zubereitung

Dressing:

Alle Zutaten in einer kleinen Schale verrühren. Zur Seite legen.

Salat:

Den Backofen auf 200° C vorheizen. Die Süßkartoffel-Stücke auf ein Backblech legen und mit Olivenöl beträufeln. Ca. 30 Minuten backen, bis sie weich und leicht braun sind. 10 Minuten abkühlen lassen und die Süßkartoffeln in eine große Schüssel geben. Das Dressing und die Frühlingszwiebel mit den Süßkartoffeln mischen. Mit Pfeffer und Meersalz würzen und servieren.

Lachs-Rucola-Salat

4 Portionen
Kalorien pro Portion: 207
Kohlenhydrate: 5 g | Ballaststoffe: 2 g | Protein: 22 g | Fett: 11 g

Lachs ist eine gesunde Wahl als Teil einer ausgewogenen Ernährung bei PCOS. Lachs ist ein fettreicher Fisch und eine ausgezeichnete Quelle für Omega-3-Fettsäuren, die eine starke entzündungshemmende Wirkung haben. Zudem unterstützen sie die hormonelle Regulation des reproduktiven Systems und verbessern die Durchblutung von Gebärmutter, Eileiter und Eierstöcken. Lachs enthält auch viel Coenzym Q10 (CoQ10), das ein wichtiges Antioxidans ist und die Fruchtbarkeit stark fördert. CoQ10 kann die DNA vor Schäden schützen und die Gesundheit der Eizellen verbessern.

Lachs enthält geringe Mengen an Quecksilber und sollte daher nicht öfter als 2-mal pro Woche auf dem Speiseplan stehen.

Zutaten

- *160 g Rucola*
- *80 g zerkleinerter Fenchel*
- *8 Radieschen, dünn geschnitten*
- *120 ml vorbereitete Vinaigrette*
- *4 (je 120 g) gegarte Lachsfilets*

Zubereitung

Rucola, Fenchel und Radieschen in eine Schüssel geben und mit der Vinaigrette vermischen. Den Salat auf vier Tellern verteilen und mit je einem Lachsfilet anrichten.

Vorspeisen und Beilagen

Ratatouille

4 Portionen

Kalorien pro Portion: 92

Kohlenhydrate: 11 g | Ballaststoffe: 4 g | Protein: 3 g | Fett: 4 g

Ratatouille mit buntem Gemüse, darunter grün, rot und gelb, ist reich an Nährstoffen und Antioxidantien. Viele der Zutaten für Ratatouille sind reich an Vitamin C, das die Produktion von Progesteron fördern und eine ausgleichende Wirkung auf das Östrogen haben kann.

Zutaten

- 1 EL Olivenöl
- 1 rote Zwiebel, gewürfelt
- 1 EL gehackter Knoblauch
- ½ Aubergine, geschält und in 2 cm große Würfel geschnitten
- 1 gelbe Paprika, gewürfelt
- 1 Zucchini, gewürfelt
- 400 g Tomatenwürfel aus der Dose, natriumfrei
- 60 ml Gemüsebrühe, natriumfrei
- Prise rote Chiliflocken
- Meersalz, zum Würzen
- frisch gemahlener schwarzer Pfeffer, zum Würzen

Zubereitung

Olivenöl in einem großen Topf bei mittlerer bis starker Hitze erhitzen. Zwiebel und Knoblauch ca. 3 Minuten anbraten. Aubergine, gelbe Paprika und Zucchini dazugeben und weitere 5 Minuten garen. Tomatenwürfel, Gemüsebrühe und Chiliflocken unterrühren und zum Kochen bringen. Die Hitze auf ein niedriges Niveau reduzieren und unter gelegentlichem Rühren ca. 45 Minuten köcheln lassen. Mit Salz und Pfeffer würzen.

Nasi Goreng

---

4 Portionen

Kalorien pro Portion: 230

Kohlenhydrate: 35 g | Ballaststoffe: 5 g | Protein: 9 g | Fett: 6 g

Brauner Reis enthält komplexe Kohlenhydrate mit hohem Ballaststoffgehalt, Vitamine B und E, Mangan, Selen, Phosphor und Magnesium. Brauner Reis hilft, den Insulin- und Blutzuckerspiegel zu stabilisieren, gleicht Hormone aus und hat einen positiven Einfluss auf die Zellerneuerung. Karotten und Zwiebeln erhöhen den Ballaststoffgehalt und die Wirkung dieses Rezeptes. Kokos Aminos ist besonders geeignet für alle, die auf Sojaprodukte (Sojasauce) verzichten möchten. Auch für diejenigen, die den Natriumkonsum einschränken wollen. Diese Gewürzsauce ist derzeit leider nur online oder in einzelnen asiatischen Geschäften zu bekommen.

Zutaten

- *1 EL natives Olivenöl extra*
- *1 Karotte, fein gehackt*
- *70 g gehackte Zwiebel*
- *2 TL geriebener, frischer Ingwer 2 TL gehackter Knoblauch*
- *600 g gekochter brauner Reis*
- *1 EL Kokos Aminos (soja- und glutenfreie Gewürzsauce)*
- *2 große Eier, geschlagen*
- *1 Frühlingszwiebel, weiße und grüne Teile, dünn und schräg geschnitten*

Zubereitung

Olivenöl in einer großen Pfanne bei mittlerer bis starker Hitze erhitzen. Karotten, Zwiebel, Ingwer und Knoblauch zugeben und ca. 5 Minuten braten, bis sie weich sind. Den braunen Reis und die Kokos Aminos unterrühren. Ca. 10 Minuten weiter braten, bis der Reis warm ist. Den Reis zum Rand der Pfanne schieben und die Eier in die Pfanne gießen. Die Eier bis zur gewünschten Konsistenz verrühren und mit dem Reis vermischen. Mit Frühlingszwiebeln garnieren und servieren.

Frühlingsgemüse

4 Portionen
Kalorien pro Portion: 87
Kohlenhydrate: 12 g | Ballaststoffe: 4 g | Protein: 3 g | Fett: 3 g

Diese Gemüsebeilage passt zu verschiedenen Fleisch-, Geflügel- oder Fisch-gerichten. Es gibt keine einfachere oder schönere Wahl als eine Mischung aus saisonalem Gemüse. Diese bunte Gemüsepfanne vereint orange, weiß, gelb, rot und verschiedene grüne Farben. So ist sichergestellt, dass ein breites Spektrum an Antioxidantien wie Beta-Carotin, Lutein, Chlorophyll und Ly-copin enthalten sind.

Zutaten

- *1 EL Olivenöl*
- *1 TL gehackter Knoblauch*
- *2 Karotten, in Scheiben geschnitten*
- *¼ Kopf Blumenkohl, in Röschen zerlegt*
- *¼ Kopf Brokkoli, in Röschen zerlegt*
- *150 g grüne Bohnen, in 2 cm große Stücke geschnitten*
- *1 rote Paprika, in Streifen geschnitten*
- *1 gelbe Zucchini, in dünne Scheiben geschnitten*
- *2 TL frischer Thymian, gehackt*
- *Meersalz, zum Würzen*
- *frisch gemahlener schwarzer Pfeffer, zum Würzen*

Zubereitung

Olivenöl in einer großen Pfanne bei mittlerer bis starker Hitze erhitzen. Den Knoblauch ca. 2 Minuten anbraten. Die Karotten dazugeben und 3 Minuten braten. Blumenkohl und Brokkoli dazugeben und 4 Minuten braten. Grüne Bohnen, rote Paprika, Zucchini und Thymian unterrühren. Das Gemüse ca. 5 Minuten knackig braten. Mit Salz und Pfeffer würzen und servieren.

Blumenkohl-Sellerie-Püree

4 Portionen
Kalorien pro Portion: 114
Kohlenhydrate: 13 g | Ballaststoffe: 3 g | Protein: 2 g | Fett: 6 g

Knollensellerie hat einen hohen Gehalt an Antioxidantien, Calcium, Ballaststoffen und den Vitaminen B6, C und K. Diese können helfen, den Blutzucker zu stabilisieren und das Immunsystem zu stärken.

Zutaten

- *½ Kopf Blumenkohl, in Röschen geschnitten*
- *1 Knollensellerie, geschält und gewürfelt*
- *1 EL Olivenöl*
- *Meersalz, zum Würzen*
- *frisch gemahlener schwarzer Pfeffer, zum Würzen*
- *60 ml Kokosmilch*
- *1 EL roher Honig*
- *Saft von ½ Zitrone*
- *½ TL gemahlene Muskatnuss*

Zubereitung

Backofen auf 200° C vorheizen. Ein Backblech mit Pergamentpapier auslegen und beiseite stellen. Blumenkohl, Knollensellerie und Olivenöl in einer großen Schüssel vermengen. Mit Salz und Pfeffer würzen. Das Gemüse auf das Backblech verteilen und im Backofen ca. 20 Minuten lang backen, bis es weich und leicht braun ist. Das Gemüse aus dem Backofen nehmen und in eine Schüssel geben. Kokosmilch, Honig, Zitronensaft und Muskatnuss unterrühren und einem schaumigen Püree verarbeiten.

Brauner Reis mit Champignon und Sellerie

4 Portionen

Kalorien pro Portion: 173

Kohlenhydrate: 25 g | Ballaststoffe: 6 g | Protein: 7 g | Fett: 5 g

Sellerie, Quinoa und brauner Reis sind reich an Ballaststoffen. So wird der Blutzuckerspiegel nach dem Verzehr einer Portion nicht angehoben.

Zutaten

- *1 EL Olivenöl*
- *2 TL gehackter Knoblauch*
- *150 g geschnittene Champignons*
- *2 Selleriestangen, gehackt*
- *300 g gekochter Quinoa*
- *100 g gekochter brauner Reis*
- *Meersalz, zum Würzen*
- *frisch gemahlener schwarzer Pfeffer, zum Würzen*
- *2 Frühlingszwiebeln, weiße und grüne Teile, gehackt*

Zubereitung

Olivenöl in einer großen Pfanne bei mittlerer bis starker Hitze erhitzen. Den Knoblauch ca. 2 Minuten anbraten. Champignons und Sellerie unterrühren und braten, bis das Gemüse leicht braun und zart ist (ca. 10 Minuten). Quinoa und braunen Reis unterrühren und warm werden lassen (ca. 5 Minuten). Mit Salz und Pfeffer abschmecken und mit Frühlingszwiebeln bestreuen.

Haupgerichte

Vegetarisch / Vegan

Falafel

4 Portionen
Kalorien pro Portion: 289
Kohlenhydrate: 37 g | Ballaststoffe: 10 g | Protein: 15 g | Fett: 9 g

Kichererbsen sind sehr wirksam bei der Kontrolle des Blutzuckerspiegels. Joghurt enthält probiotische Bakterien, die die Darmgesundheit fördern und Entzündungen reduzieren können. Gesättigte Fettsäuren, wie sie im Joghurt enthalten sind, werden ebenfalls benötigt, um wieder die volle Fruchtbarkeit zu erreichen.

Der Falafel kann auch mit verschiedenen Gewürzen wie Koriander, Zimt und Kurkuma verfeinert werden. So kann dem Rezept z. B. ½ TL gemahlener Kurkuma hinzugefügt werden. Der Wirkstoff Curcumin hat eine entzündungshemmende, schmerzlindernde und krebshemmende Wirkung.

Zutaten

- 250 g Kichererbsen aus der Dose, natriumfrei
- 25 g Mandelmehl
- 1 Frühlingszwiebel, gehackt
- ½ TL gemahlener Kreuzkümmel
- Prise Meersalz
- 1 Ei
- 1 EL Olivenöl
- 2 (je 15 cm) Vollkorn-Pita-Brote, quer halbiert
- 1 Tomate, gewürfelt
- ½ Avocado, gewürfelt
- 60 g fettarmer griechischer Naturjoghurt

Zubereitung

Die Kichererbsen in einen Mixer geben und zu einem groben Püree verarbeiten. Mandelmehl, Frühlingszwiebel, Kreuzkümmel, Salz hinzufügen und pürieren. Das Ei zugeben und zu einer homogenen Masse verarbeiten, ggf. etwas Wasser hinzufügen. Die Masse zu 4 Frikadellen formen, etwa 1 cm dick. Das Olivenöl bei mittlerer Hitze in einer großen Pfanne erhitzen. Die Frikadellen braten, bis sie leicht braun sind (ca. 5 Minuten pro Seite). Die Frikadellen mit Papiertüchern abtupfen, um überschüssiges Öl zu entfernen. In jede Pita-Hälfte je eine Frikadelle geben und mit Tomate, Avocado und Joghurt füllen. Eine Pita-Hälfte pro Person servieren.

Paella

4 Portionen

Kalorien pro Portion: 226
Kohlenhydrate: 33 g | Ballaststoffe: 7 g | Protein: 10 g | Fett: 6 g

Die Petersilie in diesem Rezept ist reich an entzündungshemmenden Wirkstoffen wie Flavonoiden und Vitamin C. Sie enthält auch ein ätherisches Öl namens Eugenol, ein starkes Antioxidans, das schädliche Giftstoffe aus dem Körper ausleiten kann. Darüber hinaus kann die Petersilie das Immunsystem stärken und die Verdauung verbessern.

Zutaten

- *1 EL Olivenöl*
- *1 Zwiebel, gehackt*
- *2 TL gehackter Knoblauch*
- *1 Zucchini, gewürfelt*
- *1 Karotte, in dünne Scheiben geschnitten*
- *1 rote Paprika, gewürfelt*
- *100 g Blumenkohlröschen*
- *400 g gekochter Quinoa*
- *Meersalz, zum Würzen*
- *frisch gemahlener schwarzer Pfeffer, zum Würzen*
- *3 EL frische Petersilie, gehackt*

Zubereitung

Das Olivenöl in einer großen Pfanne bei mittlerer bis starker Hitze erhitzen. Zwiebel und Knoblauch dazugeben und ca. 3 Minuten braten, bis sie weich sind. Zucchini, Karotte, Paprika und Blumenkohl dazugeben und braten, bis das Gemüse weich ist (ca. 10 Minuten). Quinoa zugeben und unter ständigem Rühren (ca. 10 Minuten) aufwärmen. Mit Salz und Pfeffer abschmecken und mit Petersilie bestreut servieren.

Gemüse-Bohneneintopf

4 Portionen
Kalorien pro Portion: 237
Kohlenhydrate: 38 g | Ballaststoffe: 12 g | Protein: 10 g | Fett: 5 g

Kreuzkümmel ist eine wunderbare Quelle für Eisen, Calcium, Mangan und Magnesium. Er gilt auch als förderlich für die Fruchtbarkeit und kann den Stoffwechsel anregen.

Zutaten

- *1 EL Olivenöl*
- *1 Zwiebel, gehackt*
- *1 EL gehackter Knoblauch*
- *500 ml Gemüsebrühe, natriumfrei, aufgeteilt*
- *400 g Tomatenwürfel aus der Dose, natriumfrei*
- *500 g gekochte weiße Bohnen*
- *1 Süßkartoffel, geschält und gewürfelt*
- *1 Karotte, gewürfelt*
- *2 TL gemahlener Kreuzkümmel*
- *Meersalz, zum Würzen*
- *frisch gemahlener schwarzer Pfeffer, zum Würzen*
- *350 g Mangold, gehackt*

Zubereitung

Olivenöl in einem großen Suppentopf bei mittlerer bis starker Hitze erhitzen. Zwiebel und Knoblauch zugeben und ca. 3 Minuten braten. Gemüsebrühe, Tomaten, Bohnen, Süßkartoffeln, Karotten und Kreuzkümmel unterrühren. Zum Kochen bringen, dann die Hitze auf ein niedriges Niveau reduzieren und köcheln lassen, bis die Bohnen und das Gemüse sehr zart sind (ca. 20 Minuten). Mit Salz und Pfeffer abschmecken. Den Mangold unterrühren und 5 Minuten ruhen lassen, bis das Gemüse verwelkt ist.

Linsen-Dal

4 Portionen

Kalorien pro Portion: 211

Kohlenhydrate: 22 g | Ballaststoffe: 6 g | Protein: 8 g | Fett: 9 g

Die Curry-Gewürzmischung im Linsen-Dal setzt sich aus vielen entzündungshemmenden Superfood-Gewürzen wie Kurkuma, Ingwer, Zimt und Kreuzkümmel zusammen.

Zutaten

- *1 EL Kokosöl*
- *1 Zwiebel, gehackt*
- *1 EL geriebener frischer Ingwer*
- *2 TL gehackter Knoblauch*
- *3 EL rote Currypaste*
- *400 g Tomatenwürfel aus der Dose, natriumfrei*
- *120 ml Kokosmilch*
- *300 g gekochte Linsen*
- *120 g gehackter Grünkohl*
- *2 EL gehackter frischer Koriander*

Zubereitung

Olivenöl in einem großen Topf bei mittlerer bis starker Hitze erhitzen. Zwiebel, Ingwer und Knoblauch dazugeben und ca. 3 Minuten braten, bis sie weich und duftend sind. Die rote Currypaste unterrühren und 1 Minute braten. Tomaten und Kokosmilch dazugeben und die Sauce aufkochen. Die Hitze auf ein niedriges Niveau reduzieren und 15 Minuten köcheln lassen. Linsen und Grünkohl unterrühren und 5 Minuten köcheln lassen. Das Curry mit Koriander bestreuen und mit braunem Reis oder Blumenkohlreis servieren.

Blumenkohlreis

2 Portion

Kalorien pro Portion: 171

Kohlenhydrate: 19 g | Ballaststoffe: 8 g | Protein: 8 g | Fett: 7 g

Blumenkohl enthält Phytonährstoffe, die das Risiko einer Östrogendominanz reduzieren können – ein Phänomen, von dem die meisten Frauen mit PCOS betroffen sind. Blumenkohl ist besonders reich an Folsäure, Omega-3-Fettsäuren, Cholin und den Vitaminen C, K und B1. Blumenkohl kann sich besonders positiv auf die Fruchtbarkeit auswirken.

Auch wenn dieses Rezept vegan ist, eignen sich der Blumenkohl und die Aromen gut als Grundlage für viele andere Variationen von gebratenem Reis. Er passt gut zu gehackten Garnelen, Huhn oder Gemüse jeglicher Art.

Zutaten

- 2 TL Olivenöl
- 1 TL Sesamöl
- 2 TL geriebener frischer Ingwer
- 1 TL gehackter Knoblauch
- 80 g Champignons
- 80 g gehackter Brokkoli
- 120 g gehackte Karotte
- 60 g Gemüsebrühe, natriumfrei
- 1 EL Kokos Aminos
- 400 g fein gehackter Blumenkohl

Zubereitung

Olivenöl und Sesamöl in einer großen Pfanne bei mittlerer bis starker Hitze erhitzen. Ingwer und Knoblauch dazugeben und 3 Minuten lang anbraten. Champignons, Brokkoli und Karotten dazugeben und 5 Minuten braten. Gemüsebrühe, Kokos Aminos und Blumenkohl unterrühren. Etwa 10 Minuten rühren, bis der Blumenkohlreis und das andere Gemüse weich sind.

Zucchini-Nudeln mit Paprikasauce

2 Portion
Kalorien pro Portion: 149
Kohlenhydrate: 19 g | Ballaststoffe: 6 g | Protein: 7 g | Fett: 5 g

Als Liebhaber von Pasta ist es empfehlenswert, einen Spiralschneider zu kaufen. So lassen sich im Handumdrehen bunte Gemüse-Nudeln herstellen.

Zutaten

- *2 TL Olivenöl*
- *1 Zwiebel, gehackt*
- *2 TL gehackter Knoblauch*
- *140 g geröstete rote Paprika, gehackt*
- *1 Karotte, geraspelt*
- *100 g Tomate, gehackt*
- *1 EL Balsamico-Essig*
- *20 g zerkleinertes, frisches Basilikum*
- *Prise rote Chiliflocken*
- *Meersalz, zum Würzen*
- *frisch gemahlener schwarzer Pfeffer, zum Würzen*
- *3 Zucchini, mit dem Sparschäler oder Spiralschneider in längliche Nudeln geschnitten*

Zubereitung

Olivenöl in einer großen Pfanne bei mittlerer bis starker Hitze erhitzen. Zwiebel und Knoblauch ca. 3 Minuten braten. Geröstete Paprika, Karotte, Tomaten, Balsamico-Essig, Basilikum und Chiliflocken dazugeben und unter ständigem Rühren weitere 10 Minuten garen. Die Sauce mit Salz und Pfeffer abschmecken. Nudeln in die Sauce geben und untermischen.

Fischgerichte

Fischcurry mit Grünkohl

4 Portionen

Kalorien pro Portion: 343

Kohlenhydrate: 16 g | Ballaststoffe: 4 g | Protein: 27 g | Fett: 19 g

Schellfisch ist proteinreich und enthält alle essentiellen Aminosäuren. Dazu gehört auch ein hoher Gehalt an Lysin. Diese Aminosäure spielt eine wichtige Rolle für das Zellwachstum und die Aufnahme von Calcium. Zwei wichtige Prozesse für eine gesunde Schwangerschaft.

Jeder feste, fleischige Fisch passt gut zu diesem Curry. Heilbutt und Lachs sind ebenfalls eine gute Wahl, da sie sich beim Kochen in einer Sauce oder Brühe nicht ablösen.

Zutaten

- *1 EL Kokosöl*
- *1 Zwiebel, gehackt*
- *1 TL gehackter Knoblauch*
- *2 EL Currypulver*
- *400 g Tomaten aus der Dose, gehackt*
- *220 ml Kokosmilch*
- *220 g Garnelen, geschält und entdarmt*
- *220 g Schellfisch, in 5 cm große Stücke geschnitten*
- *120 g gehackter Grünkohl*
- *Meersalz, zum Würzen*
- *frisch gemahlener schwarzer Pfeffer, zum Würzen*
- *2 EL gehackter frischer Koriander*

Zubereitung

Kokosöl in einem großen Topf bei mittlerer bis starker Hitze erhitzen. Zwiebel und Knoblauch dazugeben und ca. 3 Minuten weich dünsten. Currypulver unterrühren. Tomaten und Kokosmilch dazugeben und zum Kochen bringen. Garnelen und Fisch unterrühren und die Hitze auf ein niedriges Niveau reduzieren. Kochen lassen, bis die Meeresfrüchte gerade gar sind (ca. 10 Minuten). Den Grünkohl unterrühren und das Curry 5 Minuten ruhen lassen, bis das Gemüse verwelkt ist. Mit Salz und Pfeffer abschmecken und mit Koriander bestreuen.

Gebackener Lachs mit Gemüse

4 Portionen

Kalorien pro Portion: 226

Kohlenhydrate: 10 g | Ballaststoffe: 4 g | Protein: 33 g | Fett: 6 g

Das Pak Choi in diesem Rezept ist eine ausgezeichnete Quelle für Kalium, Folsäure, Calcium und die Vitamine A, C und K. Das Gemüse kann die Schwere der Symptome des prämenstruellen Syndroms reduzieren und freie Radikale im Körper unschädlich machen.

Zutaten

- *5 Pak Choi, geviertelt und gewaschen*
- *300 Kirschtomaten*
- *1 Zwiebel, in dünne Scheiben geschnitten*
- *2 TL gehackter Knoblauch*
- *Saft aus 1 Zitrone*
- *4 (je 160 g) Lachsfilets, gespült und trocken getupft*
- *Meersalz, zum Würzen*
- *frisch gemahlener schwarzer Pfeffer, zum Würzen*

Zubereitung

Den Backofen auf 200° C vorheizen. Drei große Alufolien abziehen und zwei davon auf ein Backblech legen, wobei die beiden in der Mitte der Pfanne überlappen. Pak Choi, Kirschtomaten, Zwiebeln, Knoblauch und Zitronensaft in einer großen Schüssel mischen. Das Gemüse in der Mitte der Folien verteilen. Die Fischfilets mit Salz und Pfeffer würzen und auf das Gemüse legen. Das dritte Stück Alufolie auf Fisch und Gemüse legen. Die Folienränder zu einer Packung zusammenrollen. Im Backofen ca. 20 Minuten backen, bis sich der Fisch mit einer Gabel leicht ablöst.

Kabeljaufilet mit getrockneten Tomaten

4 Portionen

Kalorien pro Portion: 244

Kohlenhydrate: 11 g | Ballaststoffe: 4 g | Protein: 32 g | Fett: 8 g

Kabeljau enthält viele Nährstoffe, darunter Proteine, die Vitamine B6 und B12, Omega-3-Fettsäuren und Selen. Kabeljau kann helfen, Entzündungen zu bekämpfen und die Fruchtbarkeit zu steigern.

Zutaten

- *2 EL Olivenöl*
- *1 Zwiebel, in Ringe geschnitten*
- *2 TL gehackter Knoblauch*
- *400 g Tomatenwürfel aus der Dose, natriumfrei*
- *30 g getrocknete Tomaten, gehackt*
- *2 TL getrocknetes Basilikum*
- *Prise rote Chiliflocken*
- *Meersalz, zum Würzen*
- *frisch gemahlener schwarzer Pfeffer, zum Würzen*
- *4 (je 160 g) Kabeljaufilets*

Zubereitung

Den Backofen auf 200° C vorheizen. Das Olivenöl in einer großen, ofenfesten Pfanne bei mittlerer bis starker Hitze erhitzen. Zwiebel und Knoblauch dazugeben und ca. 3 Minuten braten, bis sie weich sind. Tomaten, getrocknete Tomaten, Basilikum und Chiliflocken unterrühren. Mit Salz und Pfeffer abschmecken. Die Sauce bis zum Rand der Pfanne schieben und die Kabeljaufilets in die Mitte setzen. Die Sauce über den Fisch verteilen und backen, bis der Fisch undurchsichtig ist und sich leicht ablösen lässt (15 bis 18 Minuten). Die Pfanne aus dem Ofen nehmen und servieren.

Forelle mit Paprika und Tomate

4 Portionen

Kalorien pro Portion: 238

Kohlenhydrate: 5 g | Ballaststoffe: 1 g | Protein: 32 g | Fett: 10 g

Die leuchtende Farbe und geschmackliche Schärfe deuten auf den Gehalt an Beta-Carotin (rote Paprika) und Capsaicin (Jalapeños) hin – beides starke entzündungshemmende Wirkstoffe. Zu diesem Rezept schmeckt auch Lachs hervorragend.

Zutaten

Sauce:

- *200 g Tomaten, gehackt*
- *200 g geröstete rote Paprika, gehackt*
- *½ Jalapeño, gehackt*
- *2 EL gehackter frischer Koriander*

Fisch:

- *4 (je 160 g) Forellenfilets*
- *1 TL gemahlener Kreuzkümmel*
- *Meersalz*
- *frisch gemahlener schwarzer Pfeffer*
- *Olivenöl, zum Einfetten der Auflaufform*

Zubereitung

Sauce:

Tomaten, Paprika, Jalapeño und Koriander in einer kleinen Schüssel mischen und beiseite stellen.

Fisch:

Den Backofen auf 200° C vorheizen. Forellenfilets auf beiden Seiten mit Salz und Pfeffer würzen. Die Fischfilets auf ein leicht gefettetes Backblech legen und im Ofen ca. 15 Minuten backen, bis das Fischfleisch gar ist. Die Forellenfilets mit der scharfen Sauce servieren.

Lachsgefüllte Avocados

4 Portionen

Kalorien pro Portion: 279

Kohlenhydrate: 7 g | Ballaststoffe: 5 g | Protein: 20 g | Fett: 19 g

Avocado wirkt entzündungshemmend und ist reich an Omega-3-Fettsäuren, Mangan, Selen, Vitamin C und E sowie Antioxidantien wie Lutein und Beta-Carotin.

Zutaten

- *2 Avocados, geschält, halbiert und entsteint*
- *Saft aus 1 Zitrone, aufgeteilt*
- *350 g gekochter Lachs*
- *1 Selleriestange, gehackt*
- *1 Frühlingszwiebel, weiße und grüne Teile, gehackt*
- *2 EL fettarmer Naturjoghurt*
- *Meersalz, zum Würzen*
- *frisch gemahlener schwarzer Pfeffer, zum Würzen*

Zubereitung

Die Avocadohälften aushöhlen und das Fruchtfleisch für ein anderes Rezept aufbewahren. Eine Hälfte des Zitronensaftes auf die Schnittkanten der Avocado reiben und beiseite stellen. Den Fisch in einer mittelgroßen Schüssel mit einer Gabel zerkleinern. Sellerie, Frühlingszwiebel, Joghurt und den restlichen Zitronensaft unterrühren. Die Lachs-Mischung mit Salz und Pfeffer abschmecken. Den Lachssalat in die Avocadohälften füllen und servieren.

Lachsfrikadellen

4 Portionen
Kalorien pro Portion: 256
Kohlenhydrate: 20 g | Ballaststoffe: 4 g | Protein: 17 g | Fett: 12 g

Neben dem für die Gesundheit wertvollen Lachs wird in diesem Rezept auch Dill verwendet. Dill enthält das ätherische Öl Eugenol, das den Blutzucker senken kann.

Zutat

- *220 g gekochtes, grätenloses Lachsfilet*
- *70 g Mandelmehl*
- *1 Frühlingszwiebel, weiße und grüne Teile, gehackt*
- *15 g geraspelte Karotten*
- *1 Ei, schaumig geschlagen*
- *Saft und Schale von 1 Zitrone*
- *1 EL Dill, gehackt*
- *Meersalz, zum Würzen*
- *frisch gemahlener schwarzer Pfeffer, zum Würzen*
- *1 EL Olivenöl*
- *4 glutenfreie Vollkornbrötchen*
- *Lieblingsbelag (optional)*

Zubereitung

Lachs, Mandelmehl, Frühlingszwiebel, Karotte, Ei, Zitronensaft, Zitronen-schale und Dill in einer großen Schüssel mischen, bis die Mischung gut zu-sammenhält. Die Lachs-Mischung mit Salz und Pfeffer würzen und 30 Mi-nuten im Kühlschrank stellen. Die Lachs-Mischung in vier Portionen teilen und zu etwa 1 cm dicken Frikadellen formen. Das Olivenöl in einer großen Pfanne bei mittlerer bis starker Hitze erhitzen. Die Frikadellen auf jeder Seite ca. 8 Minuten braten. Nur einmal wenden. Brötchen mit je einer Frikadelle und deinem Lieblingsbelag belegen.

Fleischgerichte

Blumenkohl-Auflauf mit Hähnchen

4 Portionen
Kalorien pro Portion: 418
Kohlenhydrate: 32 g | Ballaststoffe: 7 g | Protein: 32 g | Fett: 18 g

Zutaten

- 350 g zerkleinerte gekochte Hähnchenbrüste
- 400 g gekochter Quinoa
- 400 g Blumenkohlröschen, blanchiert
- 1 EL Olivenöl
- 1 Zwiebel, gehackt
- 2 TL gehackter Knoblauch
- 2 EL Maisstärke
- 250 ml Hühnerbrühe, natriumfrei
- 120 g Kokosmilch
- Meersalz, zum Würzen
- frisch gemahlener schwarzer Pfeffer, zum Würzen

Zubereitung

Den Backofen auf 180° C vorheizen. Hähnchen, Quinoa und Blumenkohl in einer großen Schüssel mischen und beiseite stellen. Das Olivenöl in einem kleinen Topf bei mittlerer bis starker Hitze erhitzen. Zwiebel und Knoblauch dazugeben und ca. 3 Minuten weich dünsten. Maisstärke unterrühren und 1 Minute weiter kochen. Hühnerbrühe und Kokosmilch unterrühren, bis eine dickflüssige Sauce entsteht (ca. 5 Minuten). Die Sauce mit Salz und Pfeffer abschmecken und in die große Schüssel einrühren. Die Mischung in eine große Auflaufform umfüllen. Die Auflaufform für 20 bis 30 Minuten in den Ofen stellen, bis der Auflauf vollständig erwärmt ist.

Hähnchenkeulen mit Linsen und Spargel

4 Portionen
Kalorien pro Portion: 342
Kohlenhydrate: 26 g | Ballaststoffe: 10 g | Protein: 28 g | Fett: 14 g

Mit Vitamin K, Folsäure und mehr als 100 entzündungshemmenden Phytonährstoffen ist Spargel eine sehr gesunde Wahl. Spargel hilft, den Blutzuckerspiegel zu regulieren.

Zutaten

- *2 EL Olivenöl*
- *4 (je 140 g) Hähnchenkeulen, ohne Haut, mit Knochen*
- *1 TL Knoblauchpulver*
- *Meersalz, zum Würzen*
- *frisch gemahlener schwarzer Pfeffer, zum Würzen*
- *150 g Linsen aus der Dose, natriumfrei*
- *15 Spargelstangen, in 2 cm große Stücke geschnitten*
- *300 g Kirschtomaten, halbiert*

Zubereitung

Den Backofen auf 200° C vorheizen. Das Olivenöl in einer großen, ofenfesten Pfanne bei mittlerer bis starker Hitze erhitzen. Die Hähnchenkeulen leicht mit Knoblauchpulver, Salz und Pfeffer würzen und knusprig und goldbraun braten (ca. 10 Minuten). Das Fleisch umdrehen, die Pfanne in den Ofen stellen und backen, bis das Fleisch gar ist (ca. 20 Minuten). Die Pfanne aus dem Ofen nehmen und die Hähnchenkeulen auf einen Teller legen. Die Pfanne bei mittlerer bis starker Hitze wieder aufheizen und Linsen, Spargel und Tomaten dazugeben. Rühren, bis die Hülsenfrüchte warm sind und der Spargel zart ist (ca. 5-7 Minuten). Das Hühnerfleisch über die Linsen-Mischung verteilen und servieren.

Mediterrane Puten-Gemüse-Pfanne

4 Portionen

Kalorien pro Portion: 204
Kohlenhydrate: 11 g | Ballaststoffe: 2 g | Protein: 31 g | Fett: 4 g

Zutaten

- *1 EL Olivenöl*
- *500 g Putenbrust, ohne Knochen, ohne Haut, in 2 cm große Stücke geschnitten*
- *2 rote Paprikaschoten, dünn geschnitten*
- *1 EL gehackter Knoblauch*
- *800 g Tomatenwürfel aus der Dose, natriumfrei*
- *250 g Hühnerbrühe, natriumfrei*
- *Meersalz, zum Würzen*
- *frisch gemahlener schwarzer Pfeffer, zum Würzen*

Zubereitung

Olivenöl in einer großen Pfanne bei mittlerer bis starker Hitze erhitzen. Die Putenstücke dazugeben und ca. 15 Minuten braten, bis sie gerade gar und goldbraun sind. Das Putenfleisch mit einem Schlitzlöffel auf einen Teller geben. Paprika und Knoblauch in die Pfanne geben und 4 Minuten braten. To-maten und Hühnerbrühe unterrühren. Die Mischung zum Kochen bringen und 5 Minuten bei schwacher Hitze weiter garen. Die Putenstücke unterrühren und 5 Minuten köcheln lassen. Mit Salz und Pfeffer abschmecken.

Mediterrane Hackbällchen

4 Portionen
Kalorien pro Portion: 174
Kohlenhydrate: 2 g | Ballaststoffe: 1 g | Protein: 28 g | Fett: 6 g

Meerrettich ist ein natürliches Antibiotikum und enthält mehr Glucosinolate als Brokkoli. Meerrettich kann helfen, das Risiko von Harnwegsinfektionen zu reduzieren, die Verdauung unterstützen und Infektionen und bestimmte Krebsarten bekämpfen. Der Verzehr von Meerrettich kann auch das Immunsystem stärken und zu einer besseren allgemeinen Gesundheit beitragen.

Zutaten

- *500 g extra mageres Rinderhackfleisch*
- *1 Ei*
- *Saft und Schale von 1 Zitrone*
- *20 g gehackte frische Petersilie*
- *2 TL gehackter Knoblauch*
- *2 TL frischer Oregano, gehackt*
- *1 TL Meerrettich*
- *½ TL gemahlener Kreuzkümmel*
- *¼ TL Meersalz*
- *¼ TL frisch gemahlener schwarzer Pfeffer*

Zubereitung

Den Backofen auf 200° C vorheizen. Ein Backblech mit Pergamentpapier auslegen und beiseite stellen. Rinderhackfleisch, Ei, Zitronensaft, Zitronenschale, Petersilie, Knoblauch, Oregano, Meerrettich, Kreuzkümmel, Salz und Pfeffer in einer großen Schüssel mischen. Die Fleisch-Mischung in Fleischbällchen von 2 bis 3 cm Durchmesser rollen und auf ein Backblech legen. Ca. 20 Minuten backen, bis sie gar und goldbraun sind.

Gefüllte Paprika mit Rindfleisch

4 Portionen
Kalorien pro Portion: 232
Kohlenhydrate: 18 g | Ballaststoffe: 4 g | Protein: 22 g | Fett: 8 g

Diese herzhafte Rindfleisch-, Quinoa- und Gemüsefüllung schmeckt köstlich zu den zarten, süß gerösteten Paprikaschoten. Rote Paprika, Pilze, Quinoa und Spinat können den Blutzuckerspiegel senken, da sie reich an Ballaststoffen und den Vitaminen A, C und K sind. Dieses Gericht kann mit einer Prise Zimt verfeinert werden. Dies verbessert die Insulinempfindlichkeit der Zellen und macht die Mahlzeit noch gesünder.

Zutaten

- *4 rote Paprikaschoten, abgeschnittener Deckel, entkernt und enthäutet*
- *1 EL Olivenöl, plus extra zum Einfetten der Paprika*
- *350 g extra mageres Rinderhackfleisch*
- *1 Zwiebel, gehackt*
- *80 g Champignons, gehackt*
- *2 TL gehackter Knoblauch*
- *50 g gehackter Spinat*
- *200 g gekochter Quinoa*
- *Meersalz, zum Würzen*
- *frisch gemahlener schwarzer Pfeffer, zum Würzen*

Zubereitung

Den Ofen auf 180° C vorheizen. Die Paprika mit Olivenöl einreiben und mit der hohlen Seite nach unten in die Auflaufform legen. Die Paprika zusammen mit dem Deckel 10 Minuten lang backen, bis sie etwas weich sind. Aus dem Ofen nehmen und beiseite stellen.

In der Zwischenzeit das Olivenöl in einer großen Pfanne bei mittlerer bis starker Hitze erhitzen. Das Hackfleisch dazugeben und ca. 10 Minuten braten, bis es gar ist. Zwiebel, Champignons und Knoblauch unterrühren und ca. 6 Minuten braten. Die Pfanne vom Herd nehmen und Spinat und Quinoa unterrühren. Die Füllung mit Salz und Pfeffer würzen und in die Paprikaschoten einfüllen. Anschließend die Paprika-Deckel auflegen. Die Auflaufform wieder in den Ofen stellen. 15 Minuten backen und servieren.

Snacks und Desserts

Energie-Riegel

16 Riegel
Kalorien pro Portion (1 Riegel): 202
Kohlenhydrate: 13 g | Ballaststoffe: 3 g | Protein: 6 g | Fett: 14 g

Mandeln haben eine positive Wirkung auf den Cholesterinspiegel und können die Insulinempfindlichkeit verbessern, da sie einen hohen Magnesiumgehalt aufweisen. Zimt hat Insulin- sensibilisierende Eigenschaften, so dass er auch als wirksames Gewürz zur Verbesserung der Insulinempfindlichkeit eingesetzt werden kann. Die Samen in diesem Energie-Riegel enthalten Folsäure, Calcium, Eisen und Omega-3-Fettsäuren und sind ideal als Snack oder Frühstück, mit dem die Fruchtbarkeit gefördert werden kann.

Nüsse, Kerne und Samen sind eine große Quelle für Omega-3-Fettsäuren. Pflanzliche Omega-3-Fettsäuren, bekannt als Alpha-Linolensäure (ALA), sind starke Entzündungshemmer. Wenn du den Gehalt in den Riegeln erhöhen möchtest, kannst du die Chiasamen durch Leinsamen ersetzen. Leinöl enthält den höchsten relativen Anteil an Omega-3-Fettsäuren.

Zutaten

- *100 g gehackte Mandeln*
- *100 g gehackte Pekannüsse*
- *50 g Sonnenblumenkerne*
- *40 g Chiasamen (optional: Leinsamen)*
- *40 g Sesamsamen*
- *1 TL gemahlener Zimt*
- *Prise gemahlene Nelken*
- *150 g roher Honig*
- *2 EL Kokosnussöl*
- *1 TL reiner Vanilleextrakt*

Zubereitung

Den Backofen auf 150° C vorheizen. Eine 20 x 30 cm große Backform mit Pergamentpapier auslegen und beiseite stellen. Mandeln, Pekannüsse, Sonnenblumenkerne, Chiasamen, Sesam, Zimt und Nelken in einer großen Schüssel mischen. Honig, Kokosöl, und Vanille unterrühren, bis die Mischung zusammenhält. Die Masse fest in die vorbereitete Form pressen und ca. 20 Minuten goldbraun backen. Abkühlen lassen und in 16 Riegel schneiden. Die Riegel in einem geschlossenen Behälter im Kühlschrank bis zu 2 Wochen aufbewahren.

Haferflocken-Kugeln

12 Kugeln
Kalorien pro Portion (1 Kugel): 188
Kohlenhydrate: 23 g | Ballaststoffe: 5 g | Protein: 6 g | Fett: 8 g

Diese Kugeln versorgen dich mit genügend Energie, ohne den Blutzucker zu erhöhen, da die Haferflocken reich an Ballaststoffen sind. Der Blutzuckerspiegel bleibt den ganzen Tag über stabil, besonders wenn du den Ballaststoffgehalt deiner Mahlzeiten durch bestimmte Nahrungsmittel erhöhst. Um diesen Snack ohne Gluten zu kreieren, ist es ratsam, glutenfreie Haferflocken zu verwenden.

Zutaten

- 180 g Haferflocken
- 60 g Sonnenblumenkerne
- 60 g Mandelbutter
- 40 g getrocknete Heidelbeeren
- 2 EL roher Honig
- ½ TL gemahlener Zimt
- ¼ TL gemahlene Muskatnuss

Zubereitung

Alle Zutaten in einer großen Schüssel mischen. Aus der Mischung 2 cm große Kugeln formen und in eine mit Pergamentpapier ausgekleidete Box geben. Die Kugeln ca. 30 Minuten kühl stellen, bis sie fest werden. In der geschlossenen und gekühlten Box bis zu 1 Woche lagern oder bis zu einem Monat einfrieren.

Süßkartoffel-Pudding

8 Portionen

Kalorien pro Portion: 278

Kohlenhydrate: 34 g | Ballaststoffe: 6 g | Protein: 4 g | Fett: 14 g

Das Süßungsmittel in diesem köstlichen Dessert ist Honig. Honig gilt im Ayurveda als ein traditionelles Heilmittel bei der Behandlung von Unfruchtbarkeit. Der Honig kann die Eierstöcke anregen.

Zutaten

- 120 ml Kokosöl, plus extra zum Einfetten der Auflaufform
- 5 gekochte Süßkartoffeln, püriert
- 150 g roher Honig
- 4 Eier, geschlagen
- 120 ml frisch gepresster Orangensaft

Zubereitung

Den Backofen auf 180° C vorheizen. Eine 2-Liter-Backform leicht mit Kokosöl einfetten und beiseite stellen. Süßkartoffeln, Kokosöl, Honig, Eier und Orangensaft in einer großen Schüssel zu einer homogenen Masse vermischen. In die vorbereitete Backform geben und ca. 40 Minuten backen. Warm servieren.

Reispudding mit Haselnüssen

4 Portionen
Kalorien pro Portion: 176
Kohlenhydrate: 22 g | Ballaststoffe: 3 g | Protein: 4 g | Fett: 8 g

Haselnüsse bieten viele Vorteile und fördern die Fruchtbarkeit dank eines hohen Gehalts an Folsäure, Vitamin E, Ballaststoffen und einfach ungesättigten Fettsäuren wie Ölsäure und Linolsäure.

Zutaten

- 240 ml ungesüßte Mandelmilch
- 60 g brauner Reis
- 2 EL roher Honig
- 2 TL Zitronenschale
- 1 TL reiner Vanilleextrakt
- 80 g gehackte Haselnüsse

Zubereitung

Mandelmilch, braunen Reis, Honig, Zitronenschale und Vanille in einer mittelgroßen Pfanne bei mittlerer Hitze mischen. Aufkochen lassen und gelegentlich umrühren. Die Hitze auf ein niedriges Niveau reduzieren und ca. 30 Minuten köcheln lassen, teilweise abgedeckt, unter ständigem Rühren, bis der Reis weich ist. Den Pudding mit Haselnüssen bestreut servieren.

Zitronenpudding mit Heidelbeeren

4 Portionen
Kalorien pro Portion: 236
Kohlenhydrate: 20 g | Ballaststoffe: 2 g | Protein: 3 g | Fett: 16 g

Dieses Sommer-Dessert ist vollgepackt mit Antioxidantien und eignet sich perfekt zum Frühstück, wenn man etwas hausgemachtes „Kokos-Müsli mit Pekannüssen" zufügt. Beeren, Honig, Zitronensaft, Kokosöl und Eigelb fördern die Fruchtbarkeit.

Zutaten

- *4 Eigelb (Größe L)*
- *2 EL roher Honig*
- *60 ml Kokosöl*
- *Schale und Saft von 1 Zitrone*
- *1 TL reiner Vanilleextrakt*
- *Prise Meersalz*
- *200 g frische Heidelbeeren*

Zubereitung

Eigelb, Honig, Kokosöl, Zitronenschale und -saft, Vanille und Salz in einem mittelgroßen Topf bei mittlerer Hitze mischen. Unter ständigem Rühren ca. 5 Minuten garen, bis die Ei-Masse eindickt. Durch ein Sieb in eine Schüssel füllen. Die Schüssel mit Frischhaltefolie abdecken und auf die Oberfläche des Puddings drücken. Den Pudding kühl stellen. Die Heidelbeeren auf den Pudding geben und servieren.

Würzige Kichererbsen

4 Portionen

Kalorien pro Portion: 152

Kohlenhydrate: 22 g | Ballaststoffe: 6 g | Protein: 7 g | Fett: 4 g

Bereits 60-80 g Kichererbsen pro Tag sorgen für eine bessere Blutzuckerein-stellung. Die Kichererbsen können mit verschiedenen Gewürzen wie Dill, Oregano, Basilikum, Koriander oder Chilipulver verfeinert werden.

Zutaten

- *300 g Kichererbsen aus der Dose, natriumfrei, abgespült, abge-tropft und mit Papiertüchern trocken getupft*
- *2 TL natives Olivenöl extra*
- *½ TL gemahlene Kurkuma*
- *¼ TL gemahlener Kreuzkümmel*
- *Prise Meersalz*
- *Prise frisch gemahlener schwarzer Pfeffer*

Zubereitung

Den Backofen auf 190° C vorheizen. Kichererbsen, Olivenöl, Kurkuma, Kreuzkümmel, Salz und Pfeffer in einer großen Schüssel mischen. Die Ki-chererbsen gleichmäßig auf einem Backblech verteilen. Ca. 45 Minuten ba-cken, bis sie knusprig und goldbraun sind. Die Kichererbsen vollständig ab-kühlen lassen und in einem geschlossenen Behälter bei Raumtemperatur bis zu 5 Tage lagern.

Verweise

Adams, O Peter. The impact of brief high-intensity exercise on blood glucose levels. *2012.*

Association, American Heart. Managing Blood Pressure with a Heart-Healthy Diet. *2016.*

Balance, Gut. Abnehmen mit der Mikrobiom-Diät. *2019.*

—. Die FODMAP Diät. *2018.*

Bloomgarden, Zachary. Topics in Type 2 Diabetes and Insulin Resistance. *2009* .

Collins, Gretchen. The impact of lifestyle modifications, diet, and vitamin supplementation on natural fertility. *2015* .

Corbould, A. Effects of androgens on insulin action in women: is androgen excess a component of female metabolic syndrome? *2008.*

Gudmundsdottir SL, Flanders WD, Augestad LB. Physical activity and fertility in women: the North-Trøndelag Health Study.

2009.

Guide, Healthy Food. Food and PCOS: How diet can help. *2009.*

Hardy OT, Czech MP, Corvera S. What causes the insulin resistance underlying obesity? *2012 .*

HM, O'Neill. AMPK and Exercise: Glucose Uptake and Insulin Sensitivity. *2013 .*

Hrefna Palsdottir, MS. Does Junk Food Slow Down Your Metabolism? *2017.*

Ida Almenning, Astrid Rieber-Mohn, Kari Margrethe Lundgren, Tone Shetelig Løvvik, Kirsti Krohn Garnæs, and Trine Moholdt. Effects of High Intensity Interval Training and Strength Training on Metabolic, Cardiovascular and Hormonal Outcomes in Women with Polycystic Ovary Syndrome: A Pilot Study. *2015.*

Info.com, PCOs - Natural Fertility. How to Reduce the Damaging Effects of PCOS on Fertility Through Diet and Herbs. *2018.*

Italo Biaggioni, MD and Stephen N. Davis, MD. Caffeine: A Cause of Insulin Resistance? *2002.*

Keller, Ulrich O. Dietary proteins in obesity and in diabetes. *2011.*

Knutson, Kristen L. Impact of sleep and sleep loss on glucose homeostasis and appetite regulation. *2007.*

Laganà AS, Rossetti P, Buscema M, La Vignera S3, Condorelli RA, Gullo G, Granese R, Triolo O. Metabolism and Ovarian Function in PCOS Women: A Therapeutic Approach with Inositols. *2016.*

Norman RJ, Noakes M, Wu R, Davies MJ, Moran L, Wang JX. Improving reproductive performance in overweight/obese women with effective weight management. *2004 .*

Paddon-Jones D, Westman E, Mattes RD, Wolfe RR, Astrup A, Westerterp-Plantenga M. Protein, weight management, and satiety. *2008.*

Reetu, Salam Ranabir and K. Stress and hormones. *2011 .*

Stepto NK, Cassar S, Joham AE, Hutchison SK, Harrison CL, Goldstein RF, Teede HJ. Women with polycystic ovary syndrome have intrinsic insulin resistance on euglycaemic-hyperinsulaemic clamp. *2013.*

Support, PCOS Diet. What Is the best PCOS diet? *2019.*

Traub, Michael L. Assessing and treating insulin resistance in women with polycystic ovarian syndrome. *2011 .*

Wei W, Zhao H, Wang A, Sui M, Liang K, Deng H, Ma Y, Zhang Y, Zhang H, Guan Y. A clinical study on the short-term effect of berberine in comparison to metformin on the metabolic characteristics of women with polycystic ovary syndrome. *2012.*

Buchempfehlung

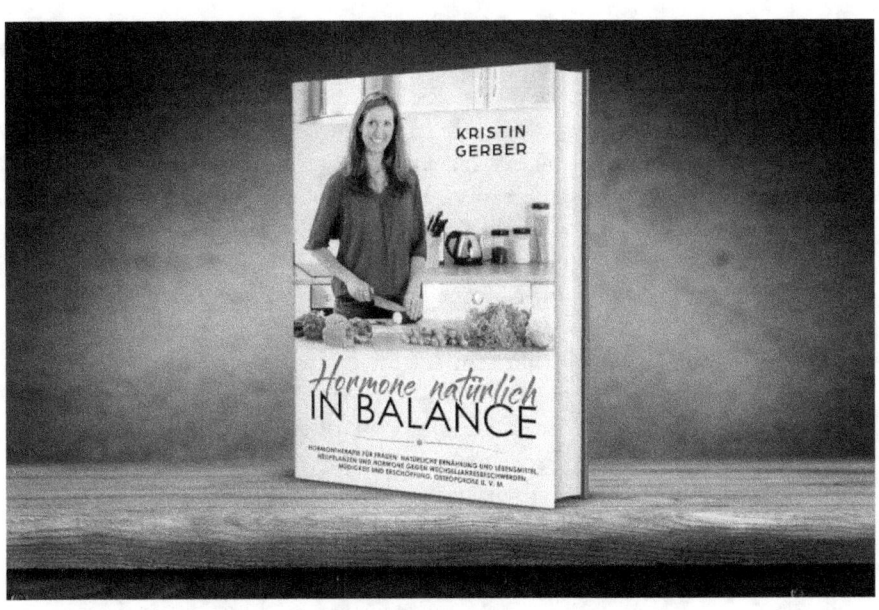

Haftungsausschluss

Impressum

Kristin Gerber wird vertreten durch: Masiar Mahdavi / Hallerstr. 3 c / 20146 Hamburg Email: mcmahdavikia@web.de
Coverfoto: depositphotos.com